RECHERCHES

ANATOMIQUES ET PHYSIOLOGIQUES

SUR

LES CAS D'UTÉRUS DOUBLE

ET DE SUPERFÉTATION.

DE L'IMPRIMERIE DE DIDOT LE JEUNE,
RUE DES MAÇONS-SORBONNE, N° 13.

RECHERCHES

ANATOMIQUES ET PHYSIOLOGIQUES

SUR LES

CAS D'UTÉRUS DOUBLE

ET DE SUPERFÉTATION,

PAR A. L. CASSAN,

Docteur en médecine de la faculté de Paris; ancien Interne de première classe des hôpitaux et hospices civils de la même ville, etc., etc.

Ce qui fut décidé, maintenant s'examine.
M. J. CHENIER, Charles IX.

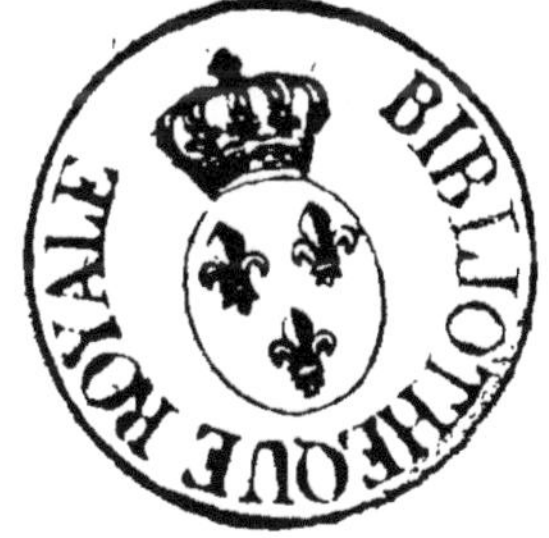

A PARIS,

CHEZ J. B. BAILLIÈRE, LIBRAIRE,

RUE DE L'ÉCOLE DE MÉDECINE, N° 14.

A LONDRES,

MÊME MAISON, 3 BEDFORD STREET,

BEDFORD SQUARE.

1826.

RECHERCHES

SUR

LES CAS D'UTÉRUS DOUBLE (1)

ET DE SUPERFÉTATION.

L**ES** organes internes de la génération présentent des variétés de forme dans divers genres d'animaux femelles ; simple dans les *singes*, les *édentés ordinaires* et les *tardigrades*, comme dans la *femme*, l'utérus est double ou compliqué chez la plupart des *rongeurs*, tels que les castors, les *lièvres*, les *lapins ;* chez les *ruminans*, comme la *vache*, la *brebis*, la *biche*, la *chèvre ;* enfin chez les *pachydermes*, les *amphibies* et les *cétacés*.

Principales variétés de conformation de l'utérus des mammifères.

---

(1) Je n'emploie cette dénomination de *matrice double* que parce que je n'en connais pas de plus satisfaisante et d'applicable à toutes les variétés de conformation qu'on a coutume de désigner ainsi. Un utérus bilobé n'est pas plus nécessairement double qu'un utérus à un seul lobe n'est nécessairement simple.

Peu divisé dans les *makis*, l'utérus semble seulement bilobé ; mais dans les *mammifères* autres que les *quadrumanes* et les deux premières tribus des *édentés*, les cornes (1) de cet organe sont ordinairement fort allongées, et elles excèdent souvent trois fois, et même plus, la longueur du col. Ainsi, chez le *cochon*, la matrice est un tuyau étroit, qui, depuis son orifice jusqu'à la terminaison des cornes, peut avoir deux pieds de longueur : aussi ces dernières remontent-elles très-haut le long de la colonne vertébrale.

Chez le *lapin*, le *lièvre*, etc., chaque corne forme un sac séparé, qui a dans le vagin un orifice distinct, mais sans renflement ou bourrelet. Le col est réduit à presque rien dans l'*agouti*, le *paca* et le *cobaye cochon d'Inde* ; et il paraît manquer dans le *lièvre* et le *lapin*, où M. *Geoffroy S. H.* est fondé à croire qu'il est remplacé par la partie supérieure du va-

---

(1) Le terme d'*aduterum* (*ad uterum*) vient d'être substitué par M. *Geoffroy* au mot impropre de *cornes*, usité généralement en anatomie comparée pour désigner les prolongemens ou appendices de l'utérus des mammifères.

Ces *aduterum* correspondent, dans l'anatomie spéciale de l'homme, au corps de l'utérus : leurs fonctions sont analogues.

gin, qui a une profondeur considérable chez ces animaux.

Les femelles des *marsupiaux* du genre *didelphe* (1) présentent une disposition qui les a fait regarder comme pourvues d'une matrice triple ou quadruple (M. *G. Cuvier*), mais que M. *Geoffroy S. H.* (2) considère comme une duplicité de l'utérus et du vagin, qui forment avec la trompe un long canal continu jusqu'à l'ovaire. Chez ces animaux, le diaphragme qui

---

(1) *Linnée* rangeait toutes les espèces d'animaux à bourse qu'il connaissait sous son genre *didelphis*, mot qui signifie *double matrice*, mais qui ne doit pas être entendu rigoureusement dans l'acception où nous le prenons dans le courant de ce mémoire. La bourse que les femelles de tous les genres de *marsupiaux*, excepté quelques espèces de *sarigues*, portent sous le ventre, et qui contient la masse de la mamelle, est regardée comme un second utérus, ou un organe de *gestation mammaire*. (*Barton, De Blainville.*) C'est dans cette *poche d'incubation* (*G. S. H.*) que les embryons sont lancés directement par le vagin, à l'état de corps gélatineux et pisiformes, visibles plus tard à l'extrémité des tétines, auxquelles ces avortons, ou ébauches informes et vivantes, restent suspendus jusqu'à leur entier développement. (*Barton, Blumenbach.*)

(2) Voir l'excellent art. *marsupiaux*, du Dictionnaire des sciences naturelles, par M. *Geoffroy S. H.*, les mémoires sur ce sujet par MM. *Everard Home, Barton, De Blainville*, M. *G. Cuvier* (Anatomie comparée et règne animal), etc.

sépare les deux cavités de l'utérus n'existe que chez les femelles vierges, et se détruit par la gestation. M. *Geoffroy S. H.* rapporte ce qu'on a nommé chez eux, *vagin*, au canal, qu'il appelle *urétro - sexuel* (fosse naviculaire très-développée des mammifères), dans le fond duquel viennent s'ouvrir les deux tubes latéraux (1), (vagins).

Dans les *échidnés* et les *ornithorinques* (troisième tribu des édentés de *Cuvier*, monotrèmes de *Geoffroy S. H.*), on ne trouve, pour toute matrice, que deux canaux ou trompes qui s'ouvrent séparément dans l'urètre, lequel donne dans le cloaque. Comme il a été impossible jusqu'à présent de leur découvrir des mamelles, on en est à savoir si ces animaux sont vivipares ou ovipares. (*Cuvier*, Anat. comp. et règne

---

(1) La verge des mâles offre une disposition qui est relative à la conformation des parties génitales de la femelle. Chez eux, le gland est fourchu, et présente deux branches plus ou moins allongées, formées par un prolongement du corps caverneux.

Ce rapport constant entre la conformation des parties génitales des deux sexes, dans les animaux, paraît à M. *Cuvier* l'une des causes les plus puissantes de la conservation des espèces pures, et sinon de l'absence totale, du moins de la rareté des espèces hybrides. A quoi j'ajouterai, que c'est une preuve de plus du soin que la nature a mis à assurer l'introduction de la semence dans l'utérus.

anim.) Sous d'autres rapports encore, ils semblent former le passage des mammifères aux oiseaux, et même aux reptiles.

Chez la plupart des quadrupèdes, dit *Haller* (1), l'utérus se partage en deux cornes, qui se terminent en s'effilant à la manière des tubes. Il n'est pas rare pourtant de rencontrer, chez la femme, des traces de cette structure commune, soit qu'il existe deux utérus pour un seul vagin, divisé par une cloison, ou deux vagins, ou un vagin unique; enfin deux utérus, dont l'un s'ouvre dans l'intestin rectum, ou deux vulves; enfin on a vu chez la femme des utérus vraiment bicornes comme chez les animaux (2).

Ses anomalies chez la femme.

Les anciens partageaient l'arrière-cavité de l'utérus en deux sinus, d'après la remarque qu'ils avaient souvent faite d'une éminence ou

Opinions diverses des auteurs.

----

(1) Elementa physiologiæ, t. 7, lib. 28, §. 5.

(2) *Haller* et *Eisenmann* ne vont-ils pas trop loin, en admettant, que les exemples d'utérus bicornes ne sont pas tellement rares, qu'on ne puisse excuser les anciens d'avoir décrit des sinus dans l'utérus humain, l'assimilant à la matrice bicorne de quelques animaux? et n'est-il pas plus probable que, n'ayant pas à leur disposition des cadavres humains, leur erreur eut sa source dans l'analogie rigoureuse qu'ils croyaient exister entre l'homme et certains animaux?

d'une saillie plus ou moins grande située à sa partie moyenne. *Graaf* (1) nie absolument que la partie droite de l'utérus soit séparée de la gauche par une disposition semblable, à moins que ce ne soit l'effet d'une dissection opérée sur la longueur de l'organe. *Morgagni* (2) diffère beaucoup de cette opinion ; il a vu chez une jeune fille de quinze ans non-seulement la partie postérieure du col, mais encore celle du corps, divisées par un sillon profond ; et *Saint-Isidore* de Séville pense que l'utérus tire son nom de sa conformation, *quòd duplex sit*, *ab utráque parte unus*.

Cette remarque judicieuse de *Saint-Isidore* a devancé les observations plus récentes que plusieurs naturalistes ont faites sur le développement des organes générateurs de la femme.

Mode de développement.

Suivant ces observations, déduites d'un grand nombre de faits, on voit, à la fin de la sixième semaine, le long de la région lombaire, au-dessus des reins, deux corps vermiformes ou deux gouttières étroites, obliques de dehors en dedans et de haut en bas. A une époque un peu plus éloignée de l'instant de la conception, ces deux parties symétriques, soit qu'elles soient

____

(1) *Morgagni*, Adversaria, tom. 4, animadversio 25.

(2) *Morgagni*, loc. cit.

construites d'après le même type, celui du sexe féminin (1), (*Meckel, Tiedemann*) dans tous les embryons ; soit que ces derniers soient neutres dans le principe (*Home, Autenrieth, Ackermann*), se rapprochent l'une de l'autre et du bassin par la contraction de leur gubernaculum. Si en vertu d'une loi de formation admise par MM. *Geoffroy S. H.*, *Meckel, Serres*, etc., et dont ce dernier savant a fait sa loi *de conjugaison*, ces deux moitiés latérales se réunissent sur la ligne médiane, elles constituent alors l'utérus et le vagin.

Assez rarement on trouve l'utérus de la femme partagé en deux cavités. Dans ce cas, qui s'est présenté à l'observation du frère de *Bauhin*, de *Sylvius*, de *Riolan*, etc., etc., l'utérus a reçu les différens noms de *bilobe, bicorne, double, biloculaire, bifide* (*uterus duplex, bicornis, bipartitus, bifidus, bilocularis, bisulcus*).

La scission de cet organe en deux moitiés latérales est loin d'être constamment uniforme ; tantôt la figure de la matrice est restée la

Utérus double.

Synonymie.

Variétés de ces vices de conformation.

---

(1) *Tiedemann* prétend que le sexe femelle n'est que le sexe mâle arrêté à un degré inférieur d'organisation.

M. *Geoffroy S. H.* (Philosop. anatom.) attribue la différence des sexes au mode variable de distribution des deux branches de l'artère spermatique.

même, tantôt elle est plus allongée ou triangulaire : d'autres fois ses angles sont plus prononcés ; ils peuvent même constituer deux lobes distincts, se prolonger et se recourber en manière de cornes. Dans tous ces degrés de conformation, la cloison, qui peut n'exister qu'à l'état rudimentaire sur l'une des deux faces antérieure et postérieure de l'organe, règne dans la totalité ou dans une partie de sa longueur. Cet état anormal peut se lier en outre à des anomalies dans la conformation du vagin. La principale consiste dans l'existence d'une cloison longitudinale qui descend plus ou moins près de l'orifice externe de ce conduit. La cloison de l'utérus est - elle complète ? On rencontre, à l'extrémité supérieure du vagin, deux orifices étroits, dont la fente, au lieu d'être transversale, est plus ou moins régulièrement circulaire, et le bourrelet qui circonscrit cette ouverture, dans l'état normal, est à peine marqué. Si le *septum*, qui fait du vagin deux tubes parallèles, descend jusqu'à l'orifice inférieur de cet organe, alors on trouve la membrane de la virginité double.

En quoi ils consistent.

Tous ces vices primitifs d'organisation paraissent consister en des suspensions de développement ou en des persistances de développement d'après le type embryonnaire. (*Meckel.*) Ils constituent des organes à un état plus ou moins rudimentaire, suivant les phases d'accroisse ment , pendant lesquelles il est survenu du trouble dans l'évolution du germe.

M. *Breschet* a rangé ces monstruosités dans son ordre des *Hypergénèses* (déviation organique avec augmentation de la force formatrice).

M. Breschet les range dans ses Hypergénèses.

Ces divers degrés d'anomalie sont de nouvelles preuves en faveur de la théorie (1) si ingénieuse des *analogues* de M. *Geóffroy S. H.*, dans laquelle ce savant ramène toutes les différences que présentent les animaux et les organes à l'unité d'organisation. En effet, tous ces degrés d'anomalie ne sont que la représentation d'états normaux de conformation qu'on rencontre chez les *animaux vivipares*, depuis la forme plus allongée de l'utérus des *singes*, ou sa configuration triangulaire chez les *tardigrades* et les *édentés ordinaires*, jusqu'à la duplicité de la matrice et du vagin dans les *didelphes*, ou l'organisation plus simplifiée des *vertébrés ovipares* (2).

Tous répondent à des états normaux de conformation dans l'échelle animale.

----

(1) *Meckel* pose aussi en principe, (c'est sa neuvième loi de formation) que toutes les phases, par lesquelles passe le corps, répondent à des divisions de l'échelle animale.

(2) Le même parallèle pourrait être établi pour les organes sexuels de l'homme. Les vices de conformation que nous appelons *hypospadias*, *epispadias*, constituent des caractères d'organisation propres à diverses espèces

Les auteurs rapportent des exemples de ces anomalies de l'utérus.

Leurs méprises à ce sujet.

Les exemples d'utérus double ne manquent pas dans les auteurs ; cependant, si l'on fait attention au nombre dont s'est accru, depuis quelques années, le catalogue de ces monstruosités, on pourra s'étonner que ce vice de conformation n'ait pas été plus souvent mentionné par eux. Encore suis-je convaincu que beaucoup d'observateurs ont commis des méprises, en regardant comme utérus surnuméraire un ovaire contenant le produit d'une grossesse extra-utérine. C'est ainsi que, dans les Éphémérides des curieux de la nature (1), je trouve rapporté, comme exemple d'utérus double, un cas d'hydropisie d'une matrice divisée par une cloison assez épaisse en deux poches (l'une plus vaste), remplie d'eau, qu'on ne put vider par une seule ponction. *Hartmann* (2), faisant l'anatomie d'une femme affectée pendant sa vie d'hydropisie et de môle dans l'utérus, crut trouver deux utérus, l'un, beaucoup plus développé que l'autre, contenant la môle ; mais d'après la description qu'il en donne, il est hors de

---

d'animaux. Chez les *monotrèmes*, ainsi désignés par M. *Geoffroy S. H.*, parce qu'ils n'ont qu'une ouverture extérieure pour la semence, l'urine et les autres excrémens, la verge est imperforée, et n'est plus qu'un organe d'irritation et de préhension.

(1) Dec. 2, ann. 5, obs. 67.

(2) Eod. loc., dec. 2, ann. 5, obs. 68.

doute que cette matrice *illégitime* n'était autre qu'une trompe de *Fallope* excessivement dilatée; car il ajoute que la trompe utérine de ce côté manquait.

Benoît Vassal (1), chirurgien de Paris, est tombé dans une erreur semblable. en regardant un embryon comme utérin, dans un cas de grossesse tubaire.

On trouve, dans le Recueil périodique des observations médico-chirurgicales de *Vandermonde*, pour l'année 1757, une observation d'une double matrice par *Sanyer Dulac* le fils. Un accoucheur appelé auprès d'une femme récemment accouchée, et qui ressentait des douleurs très-vives, *reconnut une matrice contenue dans une autre*. Une disposition anatomique aussi singulière méritait bien quelques éclaircissemens pour les lecteurs incrédules; mais *Sanyer Dulac*, sans s'embarrasser de la véracité d'un fait dénué de vraisemblance et qu'il n'avait point vu, s'empresse d'en tirer des inductions tout aussi fausses.

Ne doit-on pas ranger parmi les exemples précédens ce que *J. Fabri* rapporte dans son commentaire sur l'histoire naturelle du Mexique de F. Hernandez, pag. 547? Disséquant, dans

---

(1) Trans. philos., ann. 1669. La figure est jointe à l'obs.; et Ephém. cur. nat. dec. 1, ann. 1, obs. 110.

l'hôpital du Saint-Esprit, à Rome, un enfant trouvé, qui avait une tumeur dans les aines et passait pour hermaphrodite, il rencontra deux utérus dans l'abdomen : l'un d'eux, caché profondément, ne s'ouvrait pas à l'extérieur ; l'autre offrait au-dehors un conduit tellement étroit, qu'à peine pouvait-il admettre une tête d'épingle.

Au rapport de *Liceti* (1), *Berne* vit naître en son sein une petite fille qui n'avait, à la vérité, qu'une tête, mais deux parties postérieures du corps et autant de parties génitales.

Ces faits, et ceux cités par *Paul Zacchias*, d'après *Jacob Rueff*, ne peuvent être regardés comme exemples de double utérus. Telle est encore la matrice que conserve *Meckel* dans son cabinet anatomique. Elle est divisée mécaniquement en deux loges incomplètes par une tumeur fibreuse située dans l'épaisseur de son fond.

Exemples d'utérus double,

Hemsterhius donne sans renseignemens, sans explications aucunes, la figure d'un utérus à cornes qui est, sans aucun doute, celui d'un animal ruminant ou autre.

Julius Obsequens (2), dans son livre *de Pro-*

______

(1) Liv. 2, ch. 10, p. 85 de la version française.

(2) Il me semble qu'il n'est pas exact de traduire, comme l'ont fait tous les auteurs qui citent ces obser-

digiis, monument bien propre à nous retracer la superstition religieuse des temps anciens, raconte que, sous le consulat de Caius Claudius et de Marcus Perpenna, on trouva une femme douée d'une double vulve ; et que, sous les consuls Lœlius et Domitius, une jeune fille ayant une double vulve naquit morte à Rome. *Riolan* (1), qui rapporte ce fait, omet de dire que cet enfant avait deux têtes.

Exemples d'u-térus double.

Le frère de *Bauhin* (2) vit, dans une jeune fille, l'utérus partagé comme dans les chiennes.

Sylvius observa un fait semblable, qu'il attribue au peu de longueur de la matrice relativement à celle de ses annexes.

En l'an 1599, on disséqua, dans l'école de Milan, une femme dont l'utérus était partagé par une cloison médiane.

Riolan (3) fit, au mois de juin de l'année 1615, au village de Stein, près de Saint-Denis, l'ouverture d'une jeune fille, soi-disant hermaphrodite, dont l'utérus offrait une disposition semblable à celui de la précédente.

François Ant. Catti, anatomiste napolitain,

---

vations d'*Obsequens*, *duplex natura*, *duplex vulva*, par *double matrice*, puisqu'on ne pouvait vérifier ces faits par l'ouverture des cadavres.

(1) Anthropog., lib. 2, cap. 34.
(2) *Riolan*, Eod. loco.
(3) *Ibid.*

Exemples d'u-
térus double.

est, suivant *Morgagni* (1), celui qui a rapporté la première dissection (en 1557) d'un utérus de femme partagé réellement en deux parties.

Gravel (dans une dissertation sur la superfétation) a donné la figure et la description d'un utérus bicorne conservé dans le musée de Strasbourg. Une cloison épaisse partage en droite et gauche les cavités du corps et du col de l'organe. Le vagin, simple à ses extrémités supérieure et inférieure, est divisé en partie antérieure et en partie postérieure, dans l'espace de deux travers de doigts, par une cloison transversale.

Madame *de la Marche* (2) se contente de donner deux figures représentant une double matrice s'ouvrant par deux orifices.

Morand lut à l'académie des sciences (3) une lettre de *Cruger*, chirurgien danois, contenant l'observation qu'il avait faite sur une femme morte en couches de deux matrices ayant chacune une trompe, un ligament large, un ligament rond, un orifice, le tout pour un seul vagin, qui leur était commun.

----

(1) De sed., epist. 3, 21.

(2) Instruction utile et familière aux sages-femmes.

(3) Mémoires de l'académie des sciences, 1743, part. hist., p. 87.

Bartholin (1) fait mention d'un double va-gin, s'ouvrant à l'extérieur, par deux orifices, l'un étroit, l'autre large, chez une femme de Copenhague, qui, au moment où il écrivait, venait de mettre au jour une fille par le plus large orifice.

Au rapport de *Pierre Borelli* (2), on vit à l'hôtel-Dieu de Castro une jeune fille qui avait deux vulves, l'une au-dessus de l'autre.

Haller (3) donne la figure de l'utérus d'un enfant de quelques semaines dans lequel exis-tait une cloison formée par trois éminences, ce qu'il n'avait jamais rencontré (en 1745). Plus tard il eut occasion de faire l'observation sui-vante (4) : Une jeune fille noble, âgée de vingt-six ans, depuis long-temps valétudinaire, suc-comba, presque sans s'aliter, à des convulsions hystériques, auxquelles elle était sujette. A l'exa-men du cadavre, on trouva, 1.° un seul rein du côté droit, qui avait perdu sa conformation ordinaire, et contenait deux livres d'urine ; 2.° un double utérus avec deux vagins : l'un et

Exemples d'u-térus double.

---

(1) Cent. 3, epist. 2., et Anat. renov., lib. 1, cap. 30, p. 281.

(2) Cent. 2, obs. 83.

(3) Icones anatomicæ, fasciculus 2.

(4) Opuscul. patholog., n.° 50, ou *Lieutaud*, His-toria anatomico-medica, obs. 1460.

l'autre étaient accompagnés d'un ovaire unique, qui ne s'éloignait pas de la forme naturelle.

Cl. Purcell (1), dans le cadavre d'une femme morte en couches, trouva une matrice, contenant un fœtus à terme, garnie d'un ovaire et d'une trompe. A son côté gauche était une autre matrice avec un ovaire et une trompe uniques. Ces deux utérus, divisés par une cloison, communiquaient entre eux dans le col. Le vagin était aussi divisé par une cloison, au milieu de laquelle existait une ouverture longitudinale.

Dionis (2) nous a laissé l'histoire d'une matrice extraordinaire. Une dame âgée de vingt ans, éprouvant tous les symptômes d'une grossesse, hormis la suppression des menstrues, fut prise, au sixième mois de gestation, de douleurs atroces dans le ventre, qui furent passagères : l'enfant cessa de remuer. Douze jours après, renouvellement des mêmes douleurs, vomissemens, convulsions, froid des extrémités, tuméfaction extraordinaire du ventre ; rien ne s'écoula par la matrice : elle succomba en quelques heures. A l'ouverture qu'en fit *Dionis*, il trouva, 1.° un fœtus couché sur les intestins ; 2.° la capacité de l'abdomen remplie de sang ;

---

(1) Comm. de Leipsick, t. 21, 123.

(2) Histoire anatomique d'une matrice extraordinaire. Paris, 1693.

(17)

3.º un corps de figure ronde, ouvert par sa partie supérieure, de grandeur proportionnée à celle de l'enfant, dont l'arrière-faix tenait encore à l'une des parois. C'était une matrice surnuméraire située au côté gauche du fond ordinaire de la matrice, qui en était distante de deux travers de doigts. Ces deux corps étaient continus au col de la matrice. Ils étaient munis chacun d'un ovaire, d'une trompe, de ligamens large et rond. Dans le fond de la véritable matrice, qui ne s'éloignait ni de la direction ni de la conformation naturelles de l'utérus humain, *Dionis* découvrit un faux germe de la grosseur d'un petit œuf. Il ne lui parut pas que le viscère surnuméraire eût une issue dans l'orifice interne ou dans le vagin (1).

Canestrini (2) nous a transmis dans tous ses détails une histoire qui a les traits les plus frap-

---

(1) S'il n'existait effectivement aucun passage des parties externes de la génération à cette matrice surnuméraire, l'explication universellement reçue de l'œuvre de la conception devient inadmissible, et l'imprégnation par voie d'absorption infiniment probable. Une supposition qui me paraît bien plus vraisemblable, est qu'il existait quelque voie insolite très-étroite du vagin à l'utérus, que *Dionis* est bien excusable de n'avoir pas rencontrée au milieu d'un tel désordre, et qui d'ailleurs avait bien pu disparaître dans la gestation.

(2) Historia de utero duplici.

2

pans d'analogie avec la précédente. Une femme hongroise, enceinte pour la troisième fois, et au quatrième mois de gestation, mourut subitement après avoir éprouvé une douleur déchirante dans le bas-ventre. L'examen du cadavre fit voir, 1.º sept livres de sang épanché dans l'abdomen ; 2.º un fœtus enveloppé de ses membranes et nageant dans ses eaux au milieu des intestins ; 3.º un utérus surnuméraire, à la base duquel existait une rupture d'un pouce et demi de diamètre. Cet utérus, terminé par un pédoncule de la longueur de deux travers de doigts, de l'épaisseur du doigt auriculaire, s'implantait sur le côté droit du col et à un pouce au-dessus de l'orifice externe d'un véritable utérus. En cet endroit, un conduit pouvant admettre une soie de sanglier faisait communiquer cet appendice avec l'utérus proprement dit ; un autre conduit s'ouvrait dans l'endroit où le vagin embrasse l'utérus. Il était infundibuliforme : d'abord du diamètre d'un grain de chenevis, il allait ensuite en se rétrécissant.

Palfyn (1) raconte qu'en 1705 deux jumelles naquirent à Gand. L'une des deux avait l'anus, l'urètre et le vagin imperforés. Le vagin, dans lequel s'ouvrait l'intestin rectum, était rempli

____

(1) Descript. anat. des parties de la femme qui servent à la génération.

(19)

de méconium et commun à deux utérus situés l'un à côté de l'autre. *Littre* (1), disséquant une petite fille, morte à l'âge de deux mois, trouva qu'elle avait le vagin partagé en deux cavités égales par une espèce de cloison qui allait du milieu du vagin à la matrice. Chacune de ces deux cavités aboutissait à une matrice particulière, qui avait son orifice, son col, son fond, le tout parfaitement séparé de la matrice voisine. Ces deux matrices, vues extérieurement, ne faisaient qu'un corps simple et continu, allongé, quadrilatère. Intérieurement depuis l'origine du col jusqu'à une certaine profondeur, elles n'étaient qu'une seule partie divisée en deux, mais leurs fonds étaient entièrement distincts.

En 1752, le comte de *Tressan* (2) envoya à l'académie des sciences l'observation suivante : une femme de quarante ans, ayant eu plusieurs enfans, mourut d'une maladie de poitrine. Le cadavre fut ouvert, et les assistans ne furent pas peu étonnés de trouver une matrice d'une forme extraordinaire, et dont la figure était plus semblable à celle sous laquelle les peintres repré-

---

(1) Mém. de l'acad. des scienc., ann. 1705, p. 47, figure.

(2) Mém. de l'acad. des scienc., ann. 1752, p. hist., p. 75.

Exemples d'u-
térus double.

sentent le cœur qu'à celle d'une poire aplatie qu'affecte ce viscère. En effet, il existait deux matrices bien complètes et bien organisées, munies chacune d'un orifice distinct. Les ligamens larges et ronds, ainsi que les trompes de *Fallope*, n'étaient cependant pas doubles (par la même raison les ovaires devaient être uniques; il omet d'en faire mention). L'inspection de ces deux matrices a fait voir qu'elles avaient été toutes deux occupées; mais on n'a pu décider laquelle l'avait été le plus souvent.

Marquet (1) rapporte qu'à l'examen du cadavre d'une femme de quarante-huit ans, morte de consomption pulmonaire, on trouva une double matrice, ressemblant à deux poires renversées, réunies par leur col, se terminant à un orifice interne commun. Cette femme avait eu quatorze enfans; aucun n'était venu à terme. Toutes ses couches avaient été précédées d'une perte de sang, et suivies d'accidens fâcheux. Après avoir mis au monde deux jumeaux au terme de quatre mois et demi, lesquels n'avaient qu'un placenta, elle accoucha, un mois après, d'un fœtus de six semaines.

Saviard (2), disséquant conjointement avec *Duverney* un enfant qui n'avait vécu que peu

----

(1) Traité pratique de l'hydropisie et de la jaunisse.
(2) Nouveau recueil d'observations chirurgicales.

de jours , rencontra , entre autres défauts de Exemples d'u-
térus double. conformation , 1.º un seul uretère pour les deux reins , qui étaient placés sur la concavité du sacrum , à deux lignes l'un de l'autre ; 2.º deux matrices , pourvues chacune d'un vagin , qui s'ouvrait par un orifice distinct dans la terminaison du rectum. Le vagin gauche, plus court, était percé pour recevoir l'ouverture de l'urètre.

Dans la Correspondance de littérature médicale de Nuremberg, pour l'année 1733, il est question d'un vagin partagé en deux canaux qui communiquaient entre eux par un espace semi-lunaire vers l'orifice de l'utérus , qui était double. Ce viscère lui-même, bifurqué, représentait deux corps olivaires.

Vallisnieri (1) raconte qu'un soldat, au mépris de toutes les lois divines et humaines, donnait à l'épouse d'un autre, âgée de vingt-deux ans, pour exciter en elle de coupables désirs, une certaine quantité de cantharides en poudre. Mais un jour, soit qu'il eût augmenté la dose, soit l'effet de dispositions internes inconnues, une fièvre ardente avec strangurie des plus douloureuses s'alluma, et mit fin à l'exis-

---

(1) Esperienze ed osservazioni spettanti all' istoria naturale e medica, t. 4, litt. fisico-med. a *Giorgi*, med. di Fiorenze.

tence de cette malheureuse. La justice ayant fait ouvrir le cadavre, on trouva, outre ce que l'on cherchait, qu'elle avait deux matrices distinctement divisées entre elles par une membrane épaisse, à chacune desquelles s'attachaient un ovaire et une trompe uniques. Le col de l'une était dans sa situation naturelle, tandis que l'autre se recourbait vers l'intestin rectum, dans lequel il s'ouvrait un travers de doigt au-dessus du sphincter de l'anus.

Tilinge a observé aussi une double matrice.

Eisenmann (1) nous a conservé l'histoire de deux cas d'utérus biloculaire. Il fit dans son amphithéâtre, en 1754, la démonstration de l'une de ces matrices, dont il ne nous a laissé que la figure. Cette matrice était unique; mais une production triangulaire, partant des deux angles supérieurs de sa cavité pour se rendre vers l'orifice interne, partageait ce viscère en deux petites cavités longitudinales incomplètes ou sinus obliques.

Le cas suivant a la plus grande analogie avec celui que j'ai eu l'occasion de rencontrer à la Maison de santé, en 1823. Une jeune fille, de dix-neuf ans, mourut à l'hôtel-Dieu de Strasbourg en janvier 1751. Transportée dans l'am-

---

(1) Quatuor tabulæ anat. uteri duplicis observ. rariorem sistentes. Argentorati, 1752.

phithéâtre de dissection , *Eisenmann* (1) observa deux orifices au vagin : chaque ouverture ,
d'un égal diamètre , était pourvue d'un hymen
bien conformé ; deux vagins de même longueur ; de capacité égale , placés , l'un à droite ,
l'autre à gauche , réunis par leurs parois internes , et sillonnés sur leurs surfaces des rides
qu'on trouve chez les jeunes filles. Dans chaque vagin s'ouvrait l'orifice d'un utérus : chacun
de ces orifices se continuait avec les cavités du
col et du fond de l'utérus , qu'une cloison épaisse
divisait , comme le vagin , en parties droites et
gauches. Le bord supérieur externe du fond de
la matrice offrait , au milieu , une dépression
qui divisait l'organe en deux parties égales. Du
milieu de cet enfoncement partait une impres-
sion superficielle ou rainure longitudinale , qui
régnait sur toute la face antérieure de l'utérus
et des vagins. Ces utérus et ces vagins pouvaient
être considérés comme des entiers , par cela
que les cloisons qui les séparaient n'étaient pas
communes , mais propres à chacun , et formées
par la réunion des parois voisines (2), de même

Exemples d'u-
térus double.

---

(1) Loco citato.

(2) C'est de la même manière que se comportent les
cloisons des utérus , chez les ruminans , les rongeurs, etc.
Les deux utérus distincts ou les deux cornes , suivant
qu'on examine telle ou telle famille d'animaux , sont

que l'adossement des deux plèvres forme le médiastin, et que la rencontre des dartos fournit une bourse à chaque testicule.

Le fait suivant est rapporté dans les Commentaires de Leipsick (1). Une femme, âgée de cinquante-deux ans, mère d'une fille de deux ans, et grosse de trois mois, atteinte d'une fièvre putride pétéchiale, avorta le dixième jour de sa maladie, et succomba le quatorzième : l'embryon, revêtu de ses enveloppes, avait la grosseur d'un œuf d'oie. A l'ouverture, outre une inflammation de l'intestin iléum qu'on rencontra, l'utérus, considéré à l'extérieur, parut avoir une étendue transversale fort grande, surtout du côté gauche. Cet organe, ouvert transversalement, fut trouvé partagé dans son fond, suivant sa longueur, en deux cavités séparées entre elles par le secours d'une cloison. Dans la partie inférieure de l'utérus, ces deux cavités n'en faisaient plus qu'une. La structure de la cloison était la même que celle de la matrice. Dans la partie gauche de l'utérus, qui était plus étroite que la droite, et enflammée, était une môle d'une structure semblable à celle qui avait été expulsée du vivant de la ma-

---

adossés et réunis à leur face externe par un tissu lamineux plus ou moins dense.

(1) Tom. 17, pag. 50, 51. Obs. extr. de l'ouv. de *Gasp.-Forlan* sur les observations rares d'anat. prat.

lade. La partie inférieure de l'utérus, au point
de réunion des deux cavités, était très-enflam-
mée et gangrénée, surtout au pourtour de l'o-
rifice utérin, où l'on trouvait, ainsi que dans
le vagin, du sang corrompu.

M. *Suë* (1), disséquant un enfant qui avait
vécu six heures, et ressemblait à un *Terme*,
n'ayant aucune apparence de cuisses ni de jambes, et qui avait plusieurs organes transposés,
ou surnuméraires, ou à peine ébauchés, ne
trouva au bas du tronc aucune ouverture naturelle. Le diamètre du rectum n'égalait pas celui
d'une plume à écrire; il allait s'ouvrir dans un
vagin, commun à deux petites matrices, qui
avait son issue dans la vessie placée derrière un
petit appendice de peau, à la place où auraient
dû être les parties de la génération.

Le docteur *Dominique Majocchi* (2) présenta, en 1792, à l'hôpital de Saint-Mathieu de
Pavie, une fille de vingt ans affectée de cata-
lepsie, de dysurie, et d'un trouble nerveux
auquel participaient les organes de la génération. Tous ceux qui la connaissaient en rendaient le meilleur témoignage. On remarquait,

Exemples d'u-
térus double.

---

(1) Mém. de l'acad. des scienc., ann. 1746, part.
hist., 43.

(2) Malacarne nelle Memorie della società ital. Lu-
glio, 1801.

Exemples d'u-
térus double. chez cette jeune fille, deux vagins parallèles, procédant d'une vulve unique, du centre de laquelle partait une cloison résultant de la réunion des deux vagins très-étroits (1).

Le docteur *Pole* a donné la description d'un utérus double (2).

Boesefleish a observé une matrice divisée en deux cavités jusqu'à son fond par un *septum medium* épais et ferme.

Callisen (3) rencontra, sur un cadavre de trois ans, consacré à des démonstrations anatomiques, un fait analogue à celui rapporté par *Eisenmann*. Il existait deux orifices du vagin pourvus d'un hymen semi-lunaire. L'ouverture de l'utérus droit faisait saillie dans le vagin correspondant, et *vice versâ*. Cet anatomiste eut occasion de voir chez une fille de quatorze ans deux vagins munis de leur hymen pour un seul utérus parfaitement conformé. La plus grande partie de l'orifice utérin se voyait dans le vagin droit plus ample ; à un pouce de cet orifice, la cloison se terminait en forme de demi-cercle, et les deux vagins communiquaient entre eux.

A l'examen du cadavre d'une femme morte

---

(1) Mém. de la soc. roy. de Londres, vol. 4, n° 16.

(2) Acta acad. elect. Moguntinæ, lib. 2, p. 451 et 491.

(3) Societ. med. Havn., collect., vol. 1, obs. de utero atq. vag. dupl., auctore *H. Callisen*, 1774.

au bout de trente-six ans de mariage , *Boeh-*
mer (1) trouva une matrice partagée en deux
cavités , avec un vagin double terminé inférieurement par une seule ouverture , du milieu de
laquelle partait une cloison. Malgré les tenta-
tives réitérées du mari de cette femme , l'acte
du mariage n'avait jamais pu être consommé , à
cause des douleurs qui en résultaient pour l'un
et pour l'autre ; et l'extrême pauvreté de ces
époux ne leur avait pas permis de rechercher
les causes de leur impuissance. Le même auteur a publié , dans le second recueil de ses
observations anatomiques (1756) , un second
exemple de matrice et de vagin doubles.

Le docteur *Tiedemann* (*Fréd.*) (2) rapporte
qu'il existe, dans le cabinet anatomique d'Hei-
delberg , une double matrice appartenant à une
femme , morte par suites de couches , à l'hospice de la Maternité de Manheim. A l'accouchement de cette femme, le hasard avait amené
deux médecins distingués qui, l'ayant examinée
tour à tour , déclarèrent, l'un , que la femme
n'était pas enceinte, que la grossesse était ven-
trale , assurant sentir l'orifice de la matrice

---

(1) *Ph. ad. Boehmer* , obs. rar. anat. fasciculus,
1752.

(2) Journ. compl. du Dict. des scienc. méd. , t. 6,
p. 371.

fermé et parfaitement semblable, pour la forme, à ce qu'il est ordinairement chez une vierge; l'autre, que l'orifice de la matrice était déjà ouvert et la tête engagée. Une discussion s'étant élevée entre eux, ils reconnurent à un nouvel examen l'existence de deux vagins et de deux museaux de tanche. Ce professeur ajoute qu'ayant ouvert un enfant mort immédiatement après sa naissance, il trouva, au fond d'un vagin unique, deux museaux de tanche, dont chacun conduisait à une matrice étroite et oblongue. Ce même enfant, semblable en cela à la jeune fille dont *Haller* nous a tracé l'histoire, n'avait qu'un seul rein très-volumineux, placé en travers de la colonne vertébrale, et garni d'un seul uretère. Enfin le même professeur a eu occasion de voir la matrice d'une fille adulte, qui, quoique simple dans son col et dans son corps, se partageait sur les côtés en deux cornes, qui correspondaient à deux canaux intérieurs.

Le professeur *Lallement* a présenté à l'assemblée de ses collègues de la Faculté de Paris, le 25 pluviose an 4, et a déposé dans les collections de la même Faculté, le modèle en cire d'une matrice et d'un vagin divisés dans toute leur longueur par une cloison de même nature que le reste de l'organe. Ces observations furent faites sur un enfant de trois à quatre mois.

M. *Dupuytren* a donné une description détaillée d'une conformation semblable. Une femme de trente-huit ans, morte à l'hôpital Beaujon, fut apportée dans son amphithéâtre le 19 ventose an 9. Une substance rouge, allongée et saillante à la partie postérieure des commissures des grandes lèvres, excita la curiosité, et donna lieu aux observations suivantes : 1.º la saillie dont on vient de parler régnait tout le long de la partie postérieure du vagin ; 2.º le museau de tanche était formé de quatre tubercules séparés par deux fentes, l'une transversale, et l'autre perpendiculaire à celle-ci : le doigt insinué dans leur intervalle les écartait facilement, mais rencontrait bientôt sur la ligne médiane un obstacle qui le forçait à se porter sur les côtés, où il rencontrait une ouverture à droite comme à gauche ; 3.º le col de la matrice, simple inférieurement, se séparait supérieurement en deux parties divergentes ; 4.º deux corps arrondis, et du volume d'une matrice ordinaire, surmontaient chacun de ces cols, et tenaient lieu d'une matrice bien conformée. Cette pièce est conservée dans le muséum anatomique de la Faculté de Paris.

Je dois à la bienveillance de madame *Boivin* la communication du fait suivant. Au mois d'août 1813, fut apportée sans renseignemens, à l'hospice de la Maternité, une petite fille, du poids de neuf livres, née depuis plusieurs jours, selon les données fournies par l'état de dessic-

Exemples d'utérus double.

cation du cordon. Elle était dans une situation fâcheuse occasionnée par une imperforation de l'anus. Une sonde fut introduite par une ouverture faite avec la lancette, et on acquit la conviction que le rectum manquait. On pratiqua un anus artificiel sur l'arc du colon ; l'enfant mourut le lendemain.

A l'ouverture du petit cadavre, on vit l'extrémité du colon formant une espèce de cul-de-sac extrêmement dilaté, et qui se terminait par un appendice vermiculaire. L'utérus, situé au-dessus des pubis, se partageait en deux espèces de cônes latéraux ouverts par un orifice mamelonné dans un vagin particulier. La vulve offrait deux orifices distincts.

Au mois d'août 1823, faisant l'ouverture d'une fille de trente ans, qui s'était annoncée comme mariée, morte d'une phthisie pulmonaire, dans le service de M. *Duméril*, à la Maison de santé, je fus frappé d'une disposition particulière du péritoine, qui semblait partager la matrice en deux lobes. Un examen plus sévère me fit aussitôt reconnaître l'existence d'une double matrice, extérieurement au moins. J'introduisis mon doigt dans le vagin, et, sans rencontrer aucun obstacle, je touchai l'orifice de la matrice, qui me parut ne rien offrir d'extraordinaire.

Après avoir pris dans ma mémoire une notion bien exacte des rapports de la matrice et de ses annexes avec les organes voisins, j'isolai par une dissection attentive les organes génitaux, la vessie, le rectum; et j'enlevai toutes ces pièces, que nous examinâmes madame *Boivin*, M. *Duméril* et moi. Voici ce que nous observâmes :

Les parties génitales externes n'offraient rien de remarquable dans leur conformation. L'entrée du vagin était large ; il ne restait plus de traces de l'hymen. Nous ne fûmes pas peu surpris, après avoir écarté les petites lèvres, de rencontrer, à un pouce au-dessus de l'orifice inférieur du vagin, une cloison qui séparait ce canal en parties droite et gauche. La cloison était un peu refoulée à droite, de manière à laisser plus d'amplitude au vagin gauche, ce qui doit faire croire que le vagin gauche avait servi à établir les rapports que cette femme avait eus, à n'en pas douter, avec des individus de l'autre sexe. La longueur des vagins était de quatre à cinq pouces. La cloison, épaisse d'une ligne, était formée par l'adossement des deux membranes complexes qui entrent dans la composition du vagin, et qu'on pouvait faire glisser facilement l'une sur l'autre entre les doigts.

A l'orifice inférieur et simple du vagin, de chaque côté de la ligne médiane, existait un tubercule saillant, épais, plus prononcé du côté de la vulve, séparés l'un de l'autre par des lignes transversales. La membrane muqueuse

de ces conduits présentait des rides circulaires
très-saillantes, parallèles entre elles, interrom-
pues par une ligne longitudinale qui régnait sur
la partie moyenne de la cloison. Entre ces rides
circulaires existaient un grand nombre de rugo-
sités affectant toutes sortes de directions. A l'intérieur, le vagin n'offrait de particulier qu'un
diamètre transverse considérable.

Vue extérieurement, la matrice offrait les particularités suivantes dans sa conformation et ses
rapports. Un repli du péritoine, analogue au
ligament suspenseur du foie, tendu comme lui,
contenant l'ouraque dans son bord antérieur,
et composé de deux feuillets adossés, se portait
de la face postérieure de la vessie à la partie
antérieure et supérieure du vagin ; puis recou-
vrait la face antérieure, le bord supérieur, la
face postérieure de la matrice, et venait s'atta-
cher à la partie antérieure du rectum, qui,
fixé d'une manière immobile au sacrum, des-
cendait verticalement dans le petit bassin. Les
deux feuillets de ce repli du péritoine, après
avoir tapissé les faces et le bord supérieur de
chaque lobe de la matrice, arrivaient au bord
inférieur de ce lobe, s'accolaient, et se compor-
taient d'ailleurs comme les ligamens larges qu'ils
formaient ; de la sorte, le petit bassin était divisé en deux cavités, l'une, antérieure, plus
grande, subdivisée en parties gauche et droite
par l'espèce de cloison du péritoine; et l'autre,

postérieure, plus petite; subdivisée également par le repli membraneux, tendu entre la face postérieure de la matrice et le rectum.

Exemples d'utérus double.

La matrice, à l'extérieur, offrait une étendue transversale de quatre pouces quatre lignes : elle était formée de deux lobes ovalaires un peu aplatis de devant en arrière, de dix lignes d'épaisseur, réunis par leurs sommets, et chacun du volume d'un utérus ordinaire. Son bord supérieur était arrondi, concave à sa partie moyenne, et convexe à ses extrémités. Ses bords latéraux n'existaient pas réellement, et paraissaient la terminaison oblique du bord supérieur. Le bord inférieur avait la même étendue que le bord supérieur, un peu moins convexe que lui vers ses extrémités. Une concavité de la longueur de deux pouces existait à sa partie moyenne, interrompue par la saillie que formait le col. Le bord, dans toute l'étendue qui n'était point occupée par l'origine du col, était en rapport avec le ligament large qui, relativement à la conformation particulière de l'utérus, affectait la disposition dont nous avons parlé. Ce bord était longé en avant par un faisceau de fibres très-saillant, qui se portait obliquement en dehors au côté interne du cordon sus-pubien, lequel partait de l'angle formé par la rencontre des bords inférieur et latéral. Ce faisceau augmentait la largeur, l'épaisseur, et partant la force du ligament rond. A l'extérieur, le col de l'uté-

rus était quadrilatère, de quinze lignes de diamètre, recouvert en avant par le ligament suspenseur, dans l'écartement des feuillets duquel
il était logé, caché en arrière par le même repli
qui se portait au rectum, dont il n'était séparé
que de la longueur de ce repli, c'est-à-dire de
huit lignes environ (1).

Une section latérale du col, prolongée sur le
contour inférieur du corps, nous fit voir la cavité du corps sans aucune communication avec
la cavité du côté opposé, et se réunissant avec
celle du col sous un angle droit. La cavité du
corps, longue de seize lignes, large de trois,
était un peu sinueuse, irrégulièrement cylin-
drique, et présentait deux légers renflemens.
Cette cavité offrait à sa partie supérieure, qui
était parallèle au bord supérieur externe de l'organe, une saillie ou ligne longitudinale. La cavité du col, longue de quatorze lignes, un peu
plus étroite que celle du corps, présentait à sa

---

(1) Dans la plupart de nos meilleurs traités modernes
d'anatomie, tandis qu'on décrit avec une minutieuse
exactitude certaines dispositions du péritoine, dont la
connaissance ne peut être d'aucune application en phy-
siologie ou en pathologie, on passe presque sous silence
les deux forts ligamens qui résultent du passage du péritoine de la face postérieure de l'utérus et du vagin au
rectum. Ces ligamens ne sont guère moins intéressans à
étudier que les cordons sus-pubiens.

fices à la partie supérieure du vagin. Rien à l'extérieur n'indique cette disposition. On voit Exemples d'utérus double. dans la même collection la pièce suivante, trouvée chez un fœtus à terme et mort en naissant, chez lequel l'anus manquait, et qui offrait une imperforation du vagin. Le rectum se termine au milieu de son trajet par un rétrécissement imperforé à la partie moyenne d'un ample vagin, sur toute la longueur duquel règne une cloison complète tendue d'avant en arrière. A la partie supérieure de chacun de ces vagins, se termine, par un orifice étroit, le lobe d'une matrice divisée en deux portions qui affectent une direction horizontale.

M. le professeur *Récamier* m'a dit avoir rencontré autrefois sur le cadavre d'une femme adulte un utérus double, mais non bilobé, qui s'ouvrait par deux orifices dans un vagin simple.

Le docteur *Ollivier* d'Angers a présenté à ses collègues de l'Académie de médecine, en 1825, l'observation d'un utérus bilobé, chez une femme qui succomba aux suites de sa cinquième couche ; le lobe droit, qui contenait le fœtus, s'étant rompu dans le travail de la parturition. Les deux lobes de cet organe, réunis par leurs sommets, s'ouvraient chacun séparément par un orifice distinct dans un vagin unique (1) ;

____

(1) Depuis la publication de ce fait dans les *Archives*

le péritoine se comportait comme dans le cas qui s'est offert à mon observation.

Dans tous les cas qui viennent de nous occuper, on a toujours trouvé les annexes de l'utérus dans l'état de simplicité.

Ces anomalies dans la conformation d'un viscère de cette importance peuvent ouvrir un champ bien vaste aux conjectures. Tous les auteurs qui ont relaté ces faits, mais entre autres *Littre*, *Canestrini*, *Vallisnieri*, *Eisenmann*, exposent des idées souvent plus probables qu'avérées sur l'influence que ces vices de conformation doivent exercer sur les fonctions départies à l'utérus. Je vais passer rapidement en revue les conjectures de ces auteurs, en y ajoutant quelques considérations qui me sont propres.

Ne reste-t-il pas démontré qu'une femme, douée d'une conformation semblable, peut alors devenir enceinte; mettre au jour un en-

---

médicales (juin et juillet 1825), de nouveaux renseignemens ont appris au docteur *Ollivier*, qu'il avait été induit en erreur, relativement à la disposition qu'affectait la cloison. Ce viscère, avant sa déchirure, ne permettait aucune communication de la cavité du col d'un côté à celle du col opposé. Un dessin très-exact de la pièce, que le docteur *Ollivier* a fait exécuter sur les lieux, et que nous avons examiné ensemble, ne laisse aucun doute à cet égard.

fant, sans cesser pourtant d'être vierge? qu'elle peut, ayant eu à différentes époques des rapports avec son mari, être en même temps enceinte et en couches?

Il est hors de doute que l'un et l'autre utérus doivent payer leur tribut menstruel. *Il n'est guère permis de douter, que cette évacuation puisse continuer de se sécréter dans un utérus vide, pendant l'existence d'un embryon dans l'autre lobe utérin.* Cette dernière assertion est en opposition directe avec les données que j'ai obtenues par mes recherches. Chez la femme hongroise dont parle *Canestrini*, et qui mourut subitement au quatrième mois de gestation dans un utérus surnuméraire, les règles, ordinairement abondantes, n'avaient point paru.

A la menstruation.

Serait-on dans un doute complet à cet égard, je ne voudrais d'autre preuve de la suppression des menstrues, que la non-sécrétion des lochies et du lait après l'expulsion d'un premier fœtus, lorsqu'il en reste un second dans un lobe utérin opposé, ou même dans une matrice simple. Ce qui se passe dans ce cas, où les règles ne reparaissent pas, prouve assez que les deux lobes utérins s'influencent réciproquement, mais que le lobe vide est toujours sous l'influence immédiate de celui qui contient un produit fœtal. Enfin les anastomoses d'un lobe à l'autre ne permettent pas de concevoir un isolement de fonctions du système circulatoire de la portion

Le lobe vide es sous l'influence de ce uiqui renferme un nouvel organisme.

droite et la portion gauche. C'est ce que met en évidence le fait suivant :

Il prend un développement remarquable.

Lorsqu'un fœtus est contenu dans une matrice double, le lobe vide prend toujours un développement relatif à l'accroissement considérable de nutrition qu'il acquiert.

Par les mêmes raisons, nous nous garderons bien de conclure, avec quelques auteurs, qu'une femme peut être fortement soupçonnée d'avoir un utérus double, lorsqu'elle continue d'être réglée pendant la gestation.

La présence de deux fœtus serait indiquée par le développement inégal de l'abdomen.

Si deux fœtus se trouvaient renfermés dans une double matrice, l'abdomen ferait voir deux tumeurs, l'une à droite, l'autre à gauche, égales ou inégales entre elles, suivant l'époque des deux conceptions, et suivant que la nutrition des deux fœtus aurait été la même ou non. Il est probable qu'on sentirait une dépression, ou qu'il y aurait une élévation moindre de l'abdomen à la partie moyenne. Dans la supposition

Le lobe plein entraînerait l'utérus de son côté.

de réplétion d'une seule cavité, l'utérus serait évidemment entraîné de ce côté, et le fœtus ne pourrait se porter avec la même facilité à droite et à gauche, comme il arrive ordinairement.

Qui oserait établir, par la seule perception de cette tumeur dans le côté, le diagnostic d'un utérus bilobé ?

Examen d'une conjecture d'Eisenmann sur le développement de l'utérus dans

Est-il vraisemblable que, dans le cas de jumeaux dans un double utérus, ce viscère puisse prendre une ampliation et une division relatives

à l'accroissement des fœtus , et que ces der-
niers puissent prendre un développement con-
venable ?

Cette conjecture d'*Eisenmann* est-elle bien fondée ? La distribution des vaisseaux s'opérant de la même manière , le nombre et le calibre des vaisseaux étant les mêmes , et ces vaisseaux étant communs aux deux utérus , dont ils peuvent pénétrer de sucs abondans toutes les mailles vasculaires , on ne voit pas pourquoi l'alimentation des deux fœtus pourrait en souffrir. On ne voit pas non plus pourquoi des jumeaux ainsi isolés l'un de l'autre seraient dans un cas exceptionnel, qui n'existe pas pour les jumeaux ordinaires.

Si on admet qu'un lobe d'une matrice double ne peut subir une augmentation de volume égale à celle d'un utérus unique , un embryon contenu dans un de ces lobes ne pourra jamais par cette raison arriver au même point de développement que s'il était renfermé dans un organe simple. Cependant cet embryon pourra toujours prendre un accroissement plus considérable que dans le cas d'existence de deux jumeaux. *Il n'y a aucune apparence*, dit *Littre*, *qu'une moitié de matrice* (car on peut considérer ainsi une de ces parties) *puisse s'étendre autant qu'une matrice entière , et fournisse autant de nourriture à un fœtus pour un pareil accroissement.*

Ici les faits se présentent en foule pour démentir ces propositions. Je pourrais me contenter de rapporter les deux cas de grossesse dans une matrice double que m'ont fournis les docteurs *Ollivier* et *West*, et dans lesquels chaque enfant ne pesait pas moins de six livres ; mais l'observation suivante de M. *Chaussier* est encore plus concluante.

Réfutées par l'observation.

M. *Chaussier* (1) fit voir, en 1817, à la société de la Faculté de médecine, l'utérus d'une femme morte à l'hospice de la Maternité, où elle était venue accoucher de son dixième enfant. Cependant cet utérus était incomplet ; il ne consistait, pour ainsi dire, que dans la moitié du côté droit, avec une seule trompe et un seul ovaire. Cette femme présentait d'ailleurs beaucoup d'autres vices de conformation, tels que le déplacement du rein du côté gauche, deux ongles à un des pouces de la main du même côté, etc.

De ce vice de conformation comme cause d'accidens graves dans l'accouchement.

Lorsque l'utérus est divisé par une cloison complète, s'il ne s'éloigne pas, du reste, de la conformation ordinaire, il ne paraît pas que cette disposition doive apporter aucun obstacle mécanique à l'accouchement. Mais quand la matrice est composée de deux lobes horizontaux, isolés l'un de l'autre, dont les cavités se

---

(1) Bulletins de la soc. de la fac. de méd., 1817, p. 437.

réunissent à celles de leurs cols sous un angle droit, l'expulsion du fœtus peut s'accompagner d'un accident fort grave, la déchirure de la cloison sur laquelle a porté la partie du fœtus qui s'est présentée. C'est cet événement déplorable qui causa la perte de deux femmes dont les docteurs *West* et *Ollivier* ont relaté l'histoire. Il s'en faut bien pourtant que cette déchirure soit inévitable ; car la femme d'Angers avait eu quatre précédentes couches fort heureuses.

L'expérience de tous les observateurs nous apprend que la superfétation est extrêmement rare, et tellement, que beaucoup en nient la possibilité. Dans le cas qui s'est offert à mon observation, ou dans les cas semblables rapportés par les auteurs, la vraie superfétation est possible.

De la superfétation.

La superfétation est la conception d'un second embryon, pendant la gestation d'un premier.

On ne peut appeler *superfétation* la naissance d'un second fœtus qu'on pourrait supposer être mort depuis long-temps, et conservé dans les eaux de l'amnios, et qui ne présenterait que les caractères propres à faire reconnaître un fœtus, de quatre à cinq mois, par exemple. Ce cas a fait l'erreur de quelques observateurs, comme il me sera facile de le prouver plus bas.

Plusieurs raisons s'opposent à ce que dans un utérus simple la superfétation puisse arriver.

L'œuvre de la conception accomplie, l'œuf descendu dans la cavité de l'utérus s'y trouve renfermé dans une membrane vasculeuse, épaisse, adhérente de toutes parts à la cavité de l'organe qu'elle tapisse, et en ferme les ouvertures. Par conséquent la semence ne peut être admise dans la cavité utérine ; l'occlusion de l'orifice s'oppose à l'admission d'une nouvelle molécule fécondée. De cette disposition résulte l'impossibilité de la superfétation, quelque système de fécondation qu'on admette. « Si « donc, par une espèce de miracle, il arrivait « que, dans le rapprochement des sexes, l'ori- « fice s'ouvrît, combien de suppositions ne fau- « drait-il pas admettre avant d'avoir conduit le « *nouveau venu* à côté de l'ancien ? » (*Vallis-nieri*) (1).

Pour que la semence puisse se frayer un chemin jusqu'à l'ovaire, il faut supposer le décollement de la *decidua*, depuis l'orifice utérin jusqu'à celui de la trompe, où le fluide fécondant doit pénétrer pour se rendre à l'ovaire. Cette supposition n'est pas soutenable, puisque

(1) De vermicelli sperm. , part. 1, cap. 8. — Delle uova delle femmine vivipare, p. 11, cap. 17 et 20.

la moindre altération dans les adhérences de cette membrane avec l'utérus détermine l'hémorrhagie et la contraction de l'utérus. Il faut s'étonner de voir des auteurs graves prêter l'appui de leurs noms à une semblable théorie.

J'omets à dessein de ranger parmi les obstacles à une surconception les changemens de rapports de l'utérus avec l'axe du vagin. *James Parsons* y ajoute encore la direction de la trompe par rapport à l'ovaire. Ces objectious, toutes mécaniques, ont peu de valeur.

Mais dans tous les cas d'utérus à cavités et orifices distincts, avec ou sans double vagin, il en serait bien autrement. Avant de passer outre, je dois faire remarquer que l'on a coutume d'étendre cette faculté aux utérus bicornes ou bilobés qui ne présentent pas la disposition d'un septum complet, faisant de l'utérus deux cavités distinctes, et d'en apporter en preuve les cas prétendus nombreux de superfétation, qui se présentent dans les animaux pourvus d'utérus semblables. Cette assertion me paraissant une erreur, je vais motiver les raisons puissantes sur lesquelles je me fonde pour la regarder comme telle. Lorsque madame *Boivin* multipliait ses recherches sur la structure intime de la matrice, nous examinâmes ensemble un grand nombre d'utérus de différens animaux dans l'état de vacuité ou de réplétion. Voici ce que nous

Rectification d'une erreur de quelques physiologistes, relativement aux animaux doués d'utérus bicorne.

observâmes de relatif à l'objet de cette discussion chez les ruminans.

La coque membraneuse qui renferme le produit de la conception occupe la totalité de la cavité des deux cornes (et non pas l'une des deux seulement. Ceci n'est vrai que pour l'embryon dans les premiers temps de sa formation ; mais l'œuf n'en remplit pas moins les deux lobes). Le fœtus étant replié sur lui-même, comme le fœtus humain, la tête inclinée sur la partie antérieure de la poitrine plonge dans l'un des lobes, tandis que l'autre extrémité de l'ovoïde qu'il représente, s'avance plus ou moins dans le lobe opposé, suivant l'époque de la gestation où l'on fait cet examen.

Des cotylédons, espèces de bourrelets circulaires ou de mamelons aux trois quarts sphériques, en nombre inégal pour chaque corne, et qui varie de trente à quarante, plus ou moins, sont disposés sur la longueur de chaque lobe en quatre rangées (qui sont parallèles dans l'état de vacuité).

Ces cotylédons, examinés sous l'eau, offrent une houppe touffue, formée de vaisseaux capillaires. Leur fond est occupé par une substance pulpeuse, intermédiaire à la houppe et au tissu de l'utérus, et qui en est le moyen de communication. Les houppes peuvent être considérées comme autant de placentas dont les vaisseaux se réunissent en plusieurs troncs communs, qui sont disséminés à la surface interne de la membrane extérieure de l'œuf.

Le col de la matrice, qui présente une série de brides ou de cloisons transversales incomplètes, s'allonge, se resserre, prend plus de densité et une direction oblique. On le trouve très-court lorsqu'on l'examine vers le terme de la grossesse ; mais dans toutes les périodes d'évolution du germe, il est toujours bouché par un mucus très-épais. Vers la fin de la gestation, les cornes sont ramassées, concentrées, presque effacées, et l'on ne distingue plus que des angles à l'utérus, dont la cavité est alors irrégulièrement quadrilatère.

Cela posé, adoptons un nouveau coït productif, après quelque temps d'une première fécondation, et pour éviter, du côté de l'utérus, des obstacles qu'il est permis de regarder comme insurmontables, choisissons une voie plus sûre, celle de l'absorption du fluide séminal (1),

---

(1) Un auteur américain (Essays on various subjects connected with midwifery, by *P. Dewees*. Philadelphie, 1805-1823), rejetant le système généralement adopté sur la génération, qui ne lui paraît pas satisfaisant pour expliquer certaines grossesses et la superfétation, admet gratuitement l'existence d'une série de vaisseaux absor-

pour féconder l'ovule. Supposons encore , que la progression dans la trompe de cette molé-

---

bans séminaux dans le tissu propre du vagin. Ces vaisseaux communiqueraient directement avec l'ovaire.

On sait que *Gartner* de Copenhague prétend avoir découvert une communication de l'ovaire au vagin.

Madame *Boivin* a rencontré sur l'utérus, après l'accouchement, un vaisseau assez volumineux qui lui paraissait être une veine. Ce vaisseau se rendait (de chaque côté) de l'ovaire à la région supérieure et antérieure du vagin, où il se subdivisait en un grand nombre de ramifications très-déliées. Mais de nombreuses recherches faites avec beaucoup de soin n'ont jamais pu lui faire retrouver de dispositions semblables.

D'autres auteurs tranchent la difficulté, et font absorber le fluide séminal par les veines. Enfin quelques-uns vont plus loin. Suivant eux, le sperme n'agit pas sur l'ovaire d'une manière immédiate, mais seulement d'une manière secondaire, au moyen d'un changement qu'il détermine soit dans l'organisme entier, soit dans les organes génitaux, et ne contribue pas non plus par sa propre substance à la formation du nouvel organisme.

Aucune de ces hypothèses n'a pour appui des faits certains. Loin de là, elles sont démenties par les expériences directes de *Spallanzani*, *Jacobi*, *Rossi*, *Buffolini*, *Dumas*, *Prevost*, etc.

Il est une objection sérieuse que j'opposerais aux auteurs de ces hypothèses. Dans leurs systèmes, l'imprégnation d'un second germe pendant la gestation doit être un phénomène très-fréquent, puisqu'une première

cule organisée ne rencontrera aucune difficulté, et qu'elle surmontera la résistance des membranes qui s'opposeraient à sa descente dans la cavité utérine, nous n'aurons encore prévu que les plus faibles objections. En effet, quels seront les moyens de connexion entre l'ovule et l'utérus ? Il ne reste plus un seul cotylédon de libre

---

conception n'éteint pas chez la femme la faculté de concevoir une seconde fois. L'opinion même de *Meckel* est que « la superfétation tient principalement à ce « qu'une seule copulation fait entrer en activité géné- « ratrice plusieurs vésicules, qui n'arrivent pas ensem- « ble au même degré d'exaltation vitale, de même que, « chez les oiseaux, un seul accouplement suffit pour « féconder un nombre considérable de germes. » Un second ovule fécondé rencontrant donc plusieurs obstacles à son entrée dans l'utérus, et probablement dans la trompe, doit se développer dans l'ovaire ; de là une source fréquente de grossesses extra-utérines qui ne seraient plus, dans les trois quarts des cas, qu'un phénomène de superfétation. C'est précisément le contraire que l'expérience nous apprend. Tandis que la présence d'un embryon dans l'utérus s'oppose au développement d'un ovule hors de cette cavité, l'existence d'une gestation extra-utérine n'empêche pas un germe d'arriver dans l'utérus et d'y parcourir la série de ses développemens.

J'ai rassemblé une multitude de faits de grossesses extra-utérines, et dans tous il avait été constaté que le produit extra-utérin était antérieur au produit utérin. J'en donnerai plus loin quelques exemples.

Consulter la note de la page 4.

4

dans lequel puissent se greffer les vaisseaux ombilicaux pour établir une communication intime de la mère à l'embryon.

C'est, à mon avis, une conséquence de ce qui précède que la superfétation chez les animaux à utérus bicorne ne peut s'opérer que lorsque ce viscère présente les conditions d'un organe double. C'est donc à tort qu'on est parti de leur exemple comme d'un point de comparaison. Je regarde comme possible que la surconception soit plus fréquente chez ces animaux (ce qui n'est pas constaté), mais seulement parce que l'utérus ayant, par son mode de conformation, une tendance plus grande à l'isolement de ses deux cavités, l'anomalie favorable à sa production, sa duplicité, doit se rencontrer plus souvent.

Toutes les fois donc qu'un utérus présente les conditions d'un organe double, la superfétation y est un phénomène possible, et qui eût pu arriver dans les utérus de *Littre*, de *Gravel*, de *Boehmer*, etc., etc., etc. Qu'un ovule fécondé par le fluide séminal s'accole à la face interne d'un des lobes d'une matrice semblable, et qu'il y reste le temps nécessaire pour parcourir toutes les phases de son développement; après quelques jours, deux ou trois semaines, un ou plusieurs mois de cette première conception, qui empêchera un nouveau coït d'être fécondant?

Le cas d'utérus double que j'ai emprunté à *Marquet* nous a fourni un exemple d'une surconception semblable. Madame *Boivin* possède de cette espèce de superfétation un exemple tiré de sa pratique. Je vais le relater brièvement.

Une femme de quarante ans, déjà mère d'un premier enfant, accoucha, le 15 mars 1810, d'une petite fille estimée du poids de quatre livres. L'abdomen conservant un volume assez considérable après la délivrance, madame *Boivin*, qui l'assistait de ses soins éclairés, soupçonnant quelque corps étranger resté dans la matrice, en parcourut la cavité, déjà très-resserrée, sans y rien rencontrer. En agitant doucement cette tumeur, qui se prononçait à droite, et qui était plus élevée que celle formée par l'utérus, le col de la matrice suivait les mouvemens qui lui étaient imprimés. Pendant deux mois, cette dame éprouva dans cette tumeur des mouvemens que madame *Boivin* pût apprécier. Madame *Boivin* se livrait aux conjectures d'une grossesse extra-utérine, ou d'une superfétation dans un utérus bilobé, quand, le 12 mai, cette dame mit au monde une fille, du poids présumé de trois livres, faible, décolorée et respirant à peine. Cette personne, qui depuis fort long-temps ne cohabitait plus avec son mari, assura à madame *Boivin* qu'elle n'avait eu de rapports que trois fois en deux mois avec l'auteur dé ce qu'elle appelait son *infamie*, les 15 et 20 juillet 1809, et le 16 septembre suivant.

Dans ce cas, il est démontré jusqu'à l'évidence que le produit de la dernière conception était renfermé dans une cavité séparée de la première, puisque après l'entière délivrance du premier produit la cavité était complètement libre.

2.° *Dans le cas de grossesse extra - utérine préexistante.* Nul doute non plus que la superfétation ne soit possible dans un cas de grossesse extra-utérine, la trompe ou l'ovaire remplissant alors les fonctions d'un organe double ou surnuméraire. Cependant on sait que, dans ces grossesses, la membrane caduque tapisse l'intérieur de l'utérus, et on s'accorde généralement à penser qu'elle ne ferme son orifice que lorsque l'ovule descendu a repoussé devant lui cette membrane et formé la caduque réfléchie. Mais si, au bout des neuf mois révolus, la matrice entre en travail, ce qui arrive presque constamment, elle se débarrassera de cette membrane, en supposant toujours qu'elle existe et qu'elle soit un obstacle, et le fœtus pourra rester dans le lieu qu'il occupe encore plusieurs années. Qui s'opposera alors à une nouvelle conception ? *Thomas Bartholin* (1) rapporte un fait

______

(1) Historiarum anat., centur. 4, obs. 14.

fort curieux arrivé en Livonie vers le milieu du dix - septième siècle, qui donne le plus grand degré de certitude à ces suppositions, et dans lequel les choses se passèrent de la sorte.

Une femme, arrivée au terme d'une grossesse, ressentit les douleurs les plus angoissantes d'un véritable enfantement, pendant trois jours, sans accoucher. L'année suivante, elle mit au monde un enfant assez gros ; puis trois ans après, gravement malade, elle rendit pendant plusieurs mois par le vagin, et au péril de sa vie, les plus petits, puis les grands os d'un fœtus.

On lit, dans les Mémoires de l'Académie des sciences (1), qu'une femme qui avait porté pendant 27 mois un fœtus, qu'on lui tira mort par le moyen de l'opération césarienne, en avait, pendant ce même temps, conçu un autre, dont elle était accouchée heureusement et dans le temps ordinaire.

On trouve, dans le Magasin des sciences médicales de *Rust* (2), l'histoire d'une grossesse abdominale qui dura trois ans, pendant lesquels la femme conçut et mit au monde un enfant bien constitué ; des accidens très-graves ayant enfin découvert la présence d'un fœtus

(1) Part. histor. 1756, p. 52.
(2) Tom. 14, 2.ᵉ cahier. Berlin, 1823.

dans la cavité abdominale, la gastrotomie fut pratiquée, et donna issue à un autre enfant qui avait été viable, mais dont le séjour prolongé dans le sein de sa mère avait amené la putréfaction partielle. La malade guérit.

La femme de Linzell, en Souabe, a conçu deux fois en état de grossesse extra-utérine.

Quelques faits tendraient à prouver, comme je l'ai fait entrevoir plus haut, que, s'il est constant que l'épichorion se forme dans tous les cas de grossesse extra-utérine, il est vraisemblable que, dans quelques cas, il est excrété peu de temps après. Dans le cas de *Rust*, que je viens de citer, la femme éprouva pendant tout le temps qui s'écoula depuis la conception de l'embryon extra-utérin jusqu'à la fécondation d'un nouveau germe des accidens de menstruation qui ne peuvent s'accorder avec la présence de la membrane caduque.

Le docteur *H. Cliet* de Lyon (1), faisant l'ouverture d'une femme de trente ans qui était morte subitement en vomissant après avoir déjeûné, trouva un fœtus extra-utérin, du sexe masculin, dont l'âge fut évalué à cinq mois, dans la fosse iliaque droite et l'excavation du bassin. L'utérus contenait un deuxième fœtus, du sexe mâle, d'environ trois mois.

---

(1) Nouveau Journal de méd., décembre 1818.

On ne peut se refuser d'admettre, avec tous les auteurs célèbres, la superfétation dans le cas d'une copulation fécondante, après un coït productif, avant que l'ovule ne remplisse la cavité de l'utérus. Les expériences de *Haller*, *Hunter*, *Cruikshank*, *Haigton*, *Nuck;* les recherches plus récentes de *Home*, *John Burns*, *Magendie*, *Prevost* et *Dumas*, ont démontré que l'ovule ne descend quelquefois dans la matrice que huit, quinze ou vingt jours après la fécondation.

3.° Dans le cas d'une nouvelle conception avant que le premier germe fécondé n'occupe la cavité de la matrice.

C'est à ce cas qu'il faut rapporter l'observation (1) de cette négresse de la Guadeloupe qui mit au monde deux enfans mâles à terme, l'un nègre, l'autre mulâtre. Elle avoua avoir eu, dans la même soirée, commerce avec un noir et un blanc.

Parsons a consigné dans les Transactions philosophiques (2) un fait semblable, cité depuis par *Buffon* (3).

---

(1) *Charl. de Bouillon*, Bull. de la soc. de méd., 1821, p. 443.

(2) Octobre 1745, obs. sur l'art des accouchemens.

(3) Si quelque chose peut surprendre dans cette observation, c'est que le fait se soit passé à la grande admiration des assistans, qui distinguèrent dans la couleur des deux enfans, l'un blanc, l'autre mulâtre, une différence de nuance qui devait être insensible. « Les individus des races colorées, et même les nègres, naissent

Tel a dû être encore le cas de cette négresse qui accoucha de trois enfans, dont un mulâtre,

---

« à peu près de la même couleur que les blancs. La
« couleur commence à se manifester dès que l'enfant
« respire, mais surtout vers le troisième jour après la
« naissance. » (*Béclard*, Anat. gén. , §. 320.)

Lorsque j'écrivais cette note, en 1824, je n'avais pas encore étudié les phénomènes successifs de la coloration du nègre, qu'on ne trouve décrits nulle part. En décembre dernier, la naissance d'un enfant nègre à la Maison de santé m'a fourni l'occasion de suivre les progrès de cette coloration, qui ont été notés avec exactitude par mon ami, M. *Larcher*, interne dans l'établissement. A l'instant de la naissance, la peau du négrillon ne différait en rien de celle des blancs, si ce n'est au scrotum, qui était déjà entièrement noir : un cercle de même couleur entourait la base du cordon ombilical. Les cheveux, légèrement bruns, n'étaient point lanugineux. La muqueuse labiale était d'un rouge très-vif.

Vers le troisième jour, la région frontale commença à brunir. On remarquait alors deux bandes noirâtres qui s'étendaient de chaque côté de l'aile du nez à la commissure des lèvres. Ces deux bandes se dessinaient sous l'épiderme, qui semblait seulement les recouvrir, sans participer en rien de leur couleur. Le même phénomène se manifesta le surlendemain de la naissance à la partie antérieure des genoux. A cette époque, le cercle noir qui circonscrivait le cordon ombilical s'effaça, en même temps que la surface entière des tégumens prit une teinte plus foncée.

Ces phases successives de coloration de la race éthiopienne serviraient, en médecine légale, à déterminer le second noir, le troisième cabre (1); et celui relaté en ces termes par *Dewees* (2).

« Il y a environ vingt-quatre ans (en 1798 ou 99) qu'à Sibingtan Jownship, comté de Montgomery, une femme blanche, servante chez mistriss Hy, mit au monde, de la même couche, deux enfans, une fille *blanche* et un garçon parfaitement *noir*. Lorsque j'habitais cet endroit, j'avais occasion de voir tous les jours ces enfans, et de m'en entretenir avec mistriss Hy, la maîtresse de leur mère. Cette dame avait assisté à leur naissance, et par conséquent il ne pouvait y avoir eu ni erreur ni substitution. La fille, qui était blanche, avait la peau fine et délicate, les cheveux blonds, les yeux bleus; elle ressemblait, disait-on, beaucoup à sa mère. Le garçon avait tous les caractères distinctifs de l'Africain : petite stature, nez large et plat, lèvres épaisses, chevelure lainue, pieds aplatis, jambes arquées ; il avait une ressemblance parfaite avec un nègre qui était à la ferme de mistriss Hy, et qui disparut en même temps que le domestique blanc lorsqu'on s'aperçut de la grossesse de cette fille. »

---

d'une manière assez précise le temps qu'un fœtus, trouvé mort, aurait vécu.

(1) *Ch. de Bouillon*, loco citato.

(2) Opere citato.

Résumé des seuls cas possibles de superfétation.

Des considérations qui précèdent ; et qui sont toutes basées sur des faits , je me crois en droit de conclure que , hors les cas ,

1.° D'un utérus double ;

2.° D'un coït fécondant avant que l'ovule n'occupe déjà la matrice ;

3.° D'une conception nouvelle pendant l'existence d'un fœtus extra-utérin , il n'y a jamais eu de superfétation. J'embrasse en cela l'opinion de *Galien* , *Lamotte* , *Canestrini* , *Smellie* , *Burton* , *Baudelocque* , *Sprengel* , *Gardien* , etc., etc. , etc. (1).

Examen des faits cités par les auteurs qui étendent à d'autres cas la possibilité d'une surconception.

L'histoire médicale , en effet , n'a point à se glorifier d'une observation semblable qui puisse résister à une analyse sévère.

Haller a puisé ses exemples chez des auteurs d'une autorité suspecte. Dans les faits rapportés par *Rosset* , *Bauhin* , *Raynaud* , *Schenchius* , il s'écoula peu de temps entre la sortie du premier

---

(1). C'est bien à tort qu'*Hippocrate* a été cité tour à tour par les adversaires et les partisans de la superfétation en faveur de leur opinion. *Hippocrate* croyait à l'existence de deux cornes dans la structure de l'utérus. La superfétation était regardée de son temps , et avec raison , comme un fait avéré. Il n'en rapporte aucun exemple qui lui soit particulier , et cherche à en donner une explication que nos connaissances en physiologie ne nous permettent plus d'admettre.

fœtus et celle du second. *Aristote* (1) ne fait pas preuve de sévérité en citant, comme exemple de cette dernière, ce que les poètes racontent de la naissance d'Iphiclès et d'Hercule, frères utérins, qui eurent pour pères, l'un Jupiter, l'autre Amphitryon.

Des autres exemples que ce philosophe rapporte, l'un doit être relégué parmi les fables ; l'autre concerne une femme infidèle au nœud conjugal, qui mit au monde deux enfans, dont l'un ressemblait à son époux, et l'autre à son amant. *Pline* l'ancien (2), en rapportant cette histoire, ajoute : *Item, in proconnesiâ ancillâ, quæ, ejusdem diei concubitu, alterum domino similem, alterum procuratori ejus, egessit.* **Si,** en effet, les enfans étaient de pères différens, il y avait eu cette espèce de superfétation qui consiste en l'imprégnation de deux germes dans l'espace peut-être de quelques heures seulement.

Des dix observations rapportées par *Bauhin* et *Ruysch,* partisans de la superfétation, une seule, prise dans chacun de ces auteurs, montrera quel cas on doit faire des autres.

Une femme mit au monde le même jour un fœtus à terme et un embryon de la longueur

---

(1) Hist. des animaux, liv. 7, chap. 4.
(2) Lib. 7, chap. 11.

du doigt. Suivant la sage-femme, ils étaient tous les deux contenus dans une *enveloppe commune*.

La femme d'un chirurgien d'Amsterdam donna le jour à un enfant vivant bien conformé. Dix heures après, elle accoucha d'un petit embryon qui présenta les particularités suivantes : le cordon ombilical, rempli d'hydatides, paraissait un enchaînement de vésicules ; le placenta était d'une épaisseur et d'une largeur rarement plus grandes dans un fœtus de trois mois.

L'exemple suivant de surconception, consigné dans le Bulletin (1) de la Société de médecine, n'est pas plus concluant. La femme dont il s'agit, lors du premier enfant, venu deux mois avant le second, ne croyait pas encore être à terme ; l'accouchement eut lieu à sec, et le cordon était *séparé*, *flétri*, *ayant quatre à cinq pouces de longueur.*

J'en dirai autant de cette observation, accueillie dans le Journal général de médecine (tom. 3, page 141) comme un cas de superfétation. Y peut-on voir autre chose que deux jumeaux dont l'accroissement inégal avait été en quelque sorte favorisé par un isolement complet de leurs placentas ?

Le fait suivant (2) mériterait-il qu'on s'y ar-

-(1) Ann. 1808, 123.

(2) Hist. d'une superfétation à terme différent communiquée par M. *Percy* ; Revue méd., février 1823.

rètât, s'il n'était appuyé d'un nom qui fait, à plus d'un titre, autorité en matière de science?

« Une femme de Torrigny, près de Lagny
« (Seine-et-Marne), se reconnut enceinte pour
« la troisième fois. Au quatrième mois, mou-
« vemens très-distincts de l'enfant, surtout du
« côté droit. Ces mouvemens très-forts disparu-
« rent entièrement. Au bout de sept semaines,
« elle éprouva de nouveau tous les symptômes
« d'une grossesse commençante, ce qui l'in-
« quiéta beaucoup. Cependant les neuf mois
« s'écoulèrent sans de très-grandes douleurs.
« Le temps ordinaire de la parturition arrivé,
« les douleurs se succédèrent si rapidement,
« qu'en moins d'une heure il sortit un enfant
« mâle, qui était petit et fluet, mais assez vif.
« Après la délivrance, qui n'essuya aucune dif-
« ficulté, la femme éprouva de nouvelles dou-
« leurs, pendant lesquelles il s'échappa de l'u-
« térus plusieurs masses noires, concrètes,
« inorganiques, qui furent suivies d'un paquet
« également noir, mais floconneux, mollasse,
« spongieux, au milieu duquel était un fœtus,
« vraiment quadrimestre, du sexe féminin,
« assez bien conservé.

« Voilà, dit M. *Percy*, un exemple et un fait
« de plus à ajouter à ceux qui ont été publiés
« sur la superfétation. »

L'auteur, comme on le voit, se dispense de rapporter aucune preuve à l'appui de son opinion. De quelle valeur peuvent être, en effet, les symptômes que ressent cette femme à cinq mois environ de gestation, et qu'elle prend pour une grossesse commençante? Ne voit-on pas tous les jours des femmes qui ont eu plusieurs enfans *éprouver tous les phénomènes d'une grossesse, sans être pour cela enceintes?* Le docteur *Fournier* (art. *Cas rares* du Dict. des sc. méd.) en cite une observation fort curieuse. N'est-il pas cent fois plus vraisemblab e que, sous l'influence d'une cause, telle qu'une chute, un effort, un coup, une longue marche (on sait que les femmes du peuple en province se livrent aux travaux les plus rudes jusqu'au moment de la parturition), une portion du placenta, ou le placenta même en totalité du second jumeau, a pu se décoller; que ce fœtus quadrimestre, à dater de ce moment, privé de nourriture et de vie, s'est conservé dans la poche de ses eaux? D'ailleurs l'auteur lui-même prend soin de nous en avertir, quoique involontairement : *il était assez bien conservé.* Le fœtus ne peut-il pas avoir éprouvé une maladie qui l'ait fait périr dans le sein de sa mère? Les malaises du cinquième ou sixième mois de la grossesse n'ont-ils pas été déterminés par l'altération primitive ou secondaire du placenta? N'a-t-il pu se faire que l'un des fœtus, s'appropriant presque tout l'aliment, n'en ait accordé à l'autre que la quantité nécessaire pour entretenir sa vie? Tous les jumeaux qui naissent de grandeur inégale sont-ils donc conçus à des époques différentes?

Mauriceau, accouchant une femme à terme d'une fort grosse fille vivante, amena avec l'arrière-faix un autre enfant mort, lequel ne paraissait pas, à sa grandeur ni à sa grosseur, avoir plus de quatre à cinq mois, « *quoiqu'ils* « *eussent été engendrés ensemble en un même* « *coït*, comme il se reconnaissait en ce qu'ils « n'avaient pour tous deux qu'un seul et même « délivre. »

Dans la plupart des observations de superfétation consignées dans les journaux de médecine, peut-on voir autre chose que des jumeaux, dont l'un avait succombé dans le cours de sa vie fœtale, tandis que l'autre avait continué de puiser dans le sein de sa mère les matériaux nécessaires à son accroissement? Tous les argumens par lesquels on voudrait soutenir l'opinion contraire trouveraient une réfutation facile dans les raisonnemens et les faits que j'ai allégués dans le cours de cette discussion, et que je me dispenserai de reproduire pour combattre l'opinion qu'émit *Paul Zacchias* (1) dans une consultation célèbre, opinion embrassée par M. *Fodéré* (2).

---

(1) Quæstionum medico-legalium consilium 66.
(2) *Fodéré*, Méd. lég., t. 1.

J. N. Sobreis meurt dans une rixe, laissant sa femme Laurette Polymnie enceinte. Lauretté, huit mois après la mort de son mari, accouche d'un enfant mâle, mal conformé, et qui ne donne aucun signe de vie. Le ventre restant toujours gros, la sage-femme reconnaît qu'il contient un second enfant, et fait de vains efforts pour l'extraire. Un mois et un ou deux jours après, Laurette éprouve de nouvelles douleurs d'enfantement, et accouche en effet d'un second enfant très-bien portant, et qui vit. Les collatéraux de J. Nicolas objectèrent que ce dernier enfant était un fruit de la superfétation, qu'il n'était pas légitime, et qu'ainsi il ne devait pas succéder.

Tel était l'état de la question. Je me suis servi de la traduction de M. *Fodéré*, qui ajoute :

« Sur ces deux questions, 1.º si ce second en-
« fant avait été surconçu ; 2.º si cet accident
« devait faire suspecter la vertu de Laurette,
« *Zacchias*, consulté, répondit affirmativement
« sur la première question, après avoir prouvé
« que ces deux enfans ne pouvaient être le pro-
« duit d'une même conception, à cause de la
« distance qu'il y avait entre la naissance de
« l'un et celle de l'autre ; mais il démontra que
« celui qu'on croyait avoir été conçu le der-
« nier avait été conçu le premier, et que l'en-
« fant qui était né le premier, et dans un état
« d'imperfection, était véritablement le produit

« d'une surconception , de sorte qu'on pouvait
« présumer avec juste raison que Laurette ,
« étant enceinte depuis un mois , conçut de
« nouveau , et qu'elle avait même pu concevoir
« la veille de la mort de son mari , lequel ,
« comme nous l'avons dit , n'était pas mort de
« maladie , mais avait été tué dans une rixe ;
« qu'ainsi ce second enfant s'était nui à lui-
« même et n'était pas né à terme , tandis que
« le premier avait parcouru exactement la pé-
« riode de neuf mois. Par ces raisons , appuyées
« d'un grand nombre d'autorités , *Zacchias* con-
« serva à la mère son honneur et la possession
« d'état à son enfant. »

Après avoir lu la consultation que donna *Zacchias* , il est impossible de partager l'avis du
professeur *Fodéré* , et de ne pas voir un auteur,
grave d'ailleurs , faisant , par un long abus de
raisonnemens , d'une question toute simple une
question compliquée , et qui reste tout entière
à résoudre.

Zacchias n'avait là qu'un simple fait d'avortement à constater.

Laurette , enceinte de deux jumeaux , en avait
été délivrée à des époques différentes. L'un était
venu avant terme , le second avait fourni toute
sa carrière.

Zacchias pouvait-il apporter , en preuve de
son opinion sur une surconception, l'état d'im-

perfection du premier fœtus , qu'il reconnaissait comme né avant terme ?

Ne compromettait-il pas gravement le succès de sa cause en accordant , en regardant même comme démontré, que le premier fœtus était le produit d'une superfétation ? Car, une fois cette concession faite , il lui restait à prouver que cet embryon avait au moins huit mois, âge nécessaire pour qu'il ne fût point un produit illégitime, ce qu'on pouvait facilement lui contester. Car le texte latin porte que ce fœtus, *malè conformatus , non omninò absolutus , in ipso ortu decessit, et nullum signum vitæ præbuit* (1).

Si , dans le fait raconté par *Mauriceau* , les placentas eussent été distincts , l'embryon privé de vie aurait pu s'échapper avant le terme de la maturité de l'autre. La possibilité de ce cas est établie par l'exemple précédent de *Paul Zacchias*, par celui qui est rapporté dans le Bulletin de la société de médecine , et que j'ai cité plus haut , et par beaucoup d'autres faits. Ma-

---

(1) Je ne ferai pas sentir combien l'observation de *Zacchias* est incomplète. Il ne paraît pas qu'il ait déterminé le poids, le volume et la longueur du fœtus abortif; qu'il ait cherché à s'assurer par le toucher s'il n'existait pas deux orifices externes à l'utérus , et partant, une cloison dans l'intérieur de l'organe, etc.

dame *Boivin* en a consigné un exemple authentique dans son *Mémorial des accouchemens.*

« Madame Dupuis, épouse du notaire de
« Saint - Germain - en - Laye , âgée d'environ
« trente - neuf ans, enceinte de quatre mois et
« demi , fit subitement une fausse couche.
« Ayant pris toutes les précautions que cet état
« exigeait , elle fut fort surprise de ne point
« voir reparaître ses règles ; son ventre conti-
« nuant d'augmenter, elle pensa qu'un second
« enfant était resté dans son sein, et qu'il con-
« tinuait de s'y développer. Son accoucheur,
« M. *Potin*, lui ayant assuré qu'elle n'était pas,
« et qu'elle ne pouvait être restée enceinte, la
« pauvre dame demeura persuadée qu'elle était
« affectée d'une maladie très-grave ; mais heu-
« reusement elle en fut guérie environ quatre
« mois et demi après son avortement, en mettant
« au monde un garçon , bien portant , qui a
« aujourd'hui vingt-quatre ans. »

C'est encore madame *Boivin* qui me fournira les réflexions suivantes, qu'elle a bien voulu me communiquer.

« Dans les conceptions doubles, la vitalité
« des deux jumeaux n'a pas toujours la même
« énergie ; il est assez rare que les fœtus offrent
« le même volume : il s'en faut même quel-
« quefois de beaucoup. Indépendamment de
« la gêne que deux embryons doivent éprouver
« de leur association dans une cavité unique,

« l'un des deux peut être doué d'une énergie
« vitale qui le dispose à s'approprier les prin-
« cipes destinés à son co-associé. La coque
« membraneuse, qui forme son atmosphère,
« s'étend en proportion que l'autre se déprime,
« et prend adhérence à la *decidua* dans le
« même rapport que l'autre perd la sienne.
« Bientôt la coque membraneuse du faible em-
« bryon ne tient plus par aucun point : le plus
« fort a tout envahi. L'activité de son système
« circulatoire s'est approprié tout l'espace. Le
« plus faible, corps inerte, périt tout-à-fait,
« tandis que l'autre parcourt librement le cours
« de sa vie utérine.

« De là cette différence extrême dans le vo-
« lume des fœtus, qui a pu faire croire à une
« superfétation. De là aussi l'expulsion préma-
« turée d'un embryon de quatre mois, et un
« accouchement à terme, cinq mois plus tard,
« chez la même femme. Cette dernière circon-
« stance dépendait sans doute de la situation
« qu'occupait l'embryon : placé près de l'ori-
« fice, il a pu s'échapper de l'utérus sans nuire
« aux adhérences du premier.

« Si l'on fait attention à ce qui se passe en
« pareil cas, le fœtus faible qui serait situé au
« fond de l'utérus, ayant de même son pla-
« centa séparé, ne pourrait-il pas également
« séjourner encore plus ou moins dans la ma-
« trice, et reprendre une nouvelle force, une

« nouvelle énergie, pour parvenir au terme de
« son développement complet. Cette opinion se
« trouve appuyée de ce fait de l'avortement à
« quatre mois et demi, qui n'a point empêché
« le développement du second embryon jus-
« qu'à son terme, où il est né très-bien por-
« tant. »

Il existe dans l'ouvrage cité d'*Eisenmann* et
la dissertation d'*Auguste de la Chausse* une observation fort curieuse, que tous les auteurs se
sont accordés à regarder comme un cas de superfétation, et qui mérite d'être rapportée avec
quelque détail ; elle avait été communiquée à
Eisenmann par *Leriche*, chirurgien en chef de
l'hôpital militaire de Strasbourg.

Marianne Bigaud, infirmière dans cet établissement, âgée de trente-sept ans, mariée,
mit au monde, le 30 avril 1748, un enfant vivant, viable. L'accouchement fut si prompt et
si heureux, qu'au bout d'une heure elle sortit
de chez la sage-femme, emportant avec elle son
enfant, et regagna son domicile. Les lochies s'ar-
rêtèrent peu de temps après l'accouchement, ce
dont elle s'étonna d'autant plus, qu'elles avaient
été très-abondantes dans deux couches précédentes. Au bout de quarante heures, elle fit
part à la sage-femme de mouvemens qu'elle ressentait dans l'utérus ; celle-ci la tranquillisa, et
la rassura sur une nouvelle couche. Les mamelles, quoique naturellement développées, ne

causaient aucune incommodité, et ne donnaient
pas de lait. Cette femme fut obligée, le quin-
zième jour, de confier son enfant à une nour-
rice. Cependant le dégoût pour les alimens, les
nausées, tous les signes enfin d'une grossesse
l'inquiétaient, et la rendaient de plus en plus
certaine qu'elle portait un autre enfant dans
son sein. *Leriche*, à qui elle s'en ouvrit, cher-
cha de tout son pouvoir à lui rendre la tran-
quillité d'esprit. Sa santé se dérangea, puis finit
par se rétablir. Son ventre augmentant de plus
en plus de volume, un accoucheur distingué
lui assura, après l'avoir touchée, qu'elle était
enceinte de plusieurs mois. Le 17 septembre de
la même année, elle mit au monde une fille vivante, jugée à terme par la conformation de ses
membres et les proportions de son corps. Les
lochies, cette fois, furent abondantes; il en fut
de même du lait. La fille mourut au bout d'un
an pendant le travail de la dentition. Le garçon ne vécut que deux mois et demi. *Eisenmann*, qui les vit à leur naissance, observa que le
garçon n'était pas ni aussi grand ni aussi fort que
la fille. Cette femme, qui, dans la suite, eut encore deux couches, mais naturelles, étant morte
d'une maladie aiguë en 1755, son corps fut ouvert publiquement, et l'utérus trouvé absolument simple.

Au premier abord, cette observation semble
contredire mes propositions relatives aux seuls

cas possibles de surconception ; mais on reconnaît bien vite que toute la question se réduit à savoir :

1.º Si un second fœtus peut rester dans l'utérus après l'expulsion d'un premier ;

2.º Si un fœtus est viable à sept mois ;

3.º Si les naissances tardives sont bien constatées.

Or, l'expérience nous a appris qu'on pouvait répondre par l'affirmative à chacune de ces propositions.

Les fauteurs de la superfétation aiment mieux admettre que l'imprégnation d'un nouveau germe a pu se faire au cinquième mois, par exemple, d'une grossesse, ce qui est en contradiction avec tout ce que nous savons sur le développement de l'embryon dans l'utérus, que de croire, qu'il a pu arriver, qu'un jumeau ne soit point parvenu au terme de sa maturité, à l'époque où elle a coutume d'être complète. Cela suppose la séparation entière des deux placentas, ce qui n'est pas tellement rare, que nous n'en ayons rencontré tout récemment, madame *Boivin* et moi, un exemple fort remarquable. S'il est prouvé qu'un deuxième fœtus peut demeurer dans un second lobe d'une matrice double, après l'expulsion d'un premier fœtus, sans que l'évacuation sanguine, fournie par les sinus veineux, lui porte une atteinte mortelle, en tarissant les sources de sa nutrition ; il ne l'est pas moins que, dans une matrice unique, où les circonstances sont à peu près les mêmes, où les anastomoses des vaisseaux établissent une circulation, qui n'est pas moins active dans les matrices bilobées, un fœtus peut se détacher, tandis qu'un second, dont la maturité aurait été retardée par un vice d'organisation première, par le développement excessif du premier, soit enfin par toute autre cause, demeurerait encore dans l'utérus, quoique conçus tous deux à la même époque. C'est surtout dans une circonstance semblable qu'un fœtus retardé dans son développement pourrait prolonger sa vie intra-utérine au-delà de la durée de gestation généralement limitée pour chaque espèce.

Je ne reviendrai pas sur la question si long-temps débattue de la légitimité des naissances tardives (1) ; je ferai seulement remarquer qu'il

____

(1) On ferait un long catalogue des autorités graves qui se prononcèrent en faveur de la légitimité des naissances tardives. On distingue dans cette foule de noms célèbres ceux de *Harvey*, *Haller*, *Heister*, *Mauriceau*, *Lamotte*, *Senac*, *Lieutaud*, *Levret*, *Buffon*, *Moreau*, *Tenon*, l'université de Halle, les facultés de Leipsick, d'Helmstad, etc.

On lit avec un grand intérêt les différens mémoires que publièrent de 1764 à 1768, sur la question des naissances tardives, *Bertin*, *Petit*, *Lepreux*, *Chirol*, etc., en réponse à ceux de *Bouvard* et de *Louis*, dans la cause célèbre de Charles et de Rénée, son épouse, défendue

est étonnant de voir cette question, qu'on pourrait regarder comme complètement résolue, sou-
levée de nouveau dans certains ouvrages modernes. Aurait-on oublié que le seul argument
puissant opposé par *Bouvard* et *Louis* aux
considérations lumineuses et aux raisons solides
de leurs adversaires, était l'invariabilité du
terme de la gestation chez les animaux, procla-
mée depuis *Aristote* jusqu'à M. *Tessier*, qui
démontra que rien n'était moins stable que
cette prétendue invariabilité? En effet, M. *Tessier*, ayant conçu le projet de vérifier ce fait,
qui ne lui paraissait pas constaté, entreprit des
recherches sur la plupart de nos animaux do-
mestiques, et obtint ce résultat fort curieux,
qu'il présenta à l'académie des sciences (1).

VACHES. — 160 OBSERVÉES.

14 ont donné leur veau du 241ᵉ au 266ᵉ jour,
   c'est-à-dire dans l'espace du 8ᵉ mois au
   8ᵉ mois 26ᵉ jour...................... ...
3 le 270ᵉ jour............................
50 du 270ᵉ au 280ᵉ jour...................
68 du 280ᵉ au 290ᵉ jour...................
20 le 300ᵉ jour...........................
5 le 308ᵉ jour (38 jours au-delà du terme de
   neuf mois).............

} 67 jours entre les deux extrêmes.

par le célèbre avocat Gerbier. *Lebas* surtout fit preuve
de beaucoup d'esprit dans un de ses mémoires intitulé :
*Lettre d'un naturaliste de la baie de Quiberon, qui croit
à la vertu des femmes.*

(1) Magasin encyclopédique, 4.ᵉ année, t. 6, p. 1.

JUMENS. — 102 OBSERVÉES.

3 ont pouliné	le	311e jour.............	
1 a pouliné	le	314e jour..............	
1 *idem*	le	325e jour..............	
1 *idem*	le	326e jour..............	Ce qui donne
2 ont pouliné	le	330e jour, ou à 11 mois juste de 30 jours.	une latitude de gestation de 83 jours.
47 *idem*		de 340 à 350 jours............	
25 *idem*		de 350 à 360 jours............	
21 *idem*		de 350 à 377 jours............	
1 a pouliné		à 394 jours (64 jours au-delà des 11 mois révolus.	

Les résultats fournis par l'observation de 13 truies et de 139 lapines furent relativement les mêmes.

Combien de réflexions ces données ne peuvent-elles pas faire naître ! La durée de la gestation est la même chez la femme que chez la vache. Et sur un aussi petit nombre que celui de 160, 20 vaches mettent bas le 300.e jour; et 5 , 38 jours après le terme fixé pour cette espèce.

A-t-on pour expliquer ces variations, vraiment surprenantes, la faiblesse originaire ou acquise des parens, leur inégalité de constitution, d'âge, d'humeur, de condition; leur état valétudinaire, les troubles survenus dans leur économie par les passions tristes, les privations, la misère, les excès, les fièvres graves, les hémorrhagies, et mille autres causes (1)?

---

(1) *Petzsch* (de Graviditate prolongatâ, Halæ, Mag-

Astruc (1) voulait, pour lever désormais toute espèce d'incertitude, qu'on prît quarante jeunes femmes mariées, bien constituées et bien réglées, et qu'on les renfermât dans une maison où l'on aurait eu soin de leur entretien. Après les avoir laissées cohabiter avec leurs maris, on en aurait marqué la date, ainsi que celle de leur accouchement. Mais de la sorte qu'aurait-on appris, sinon ce qu'on a toujours su, que, dans la règle, les femmes accouchent au commencement du dixième mois? tandis qu'il s'agissait de constater les exceptions à cette règle; chose tout-à-fait impraticable, puisque, pour arriver à des résultats satisfaisans, les observations devraient être faites pendant de longues années sur des femmes de tous les âges, de toutes les conditions, comme de tous les tempéramens, à divers temps de l'année, sous différens climats. Ces recherches conduiraient sans doute à établir une autre latitude que celle qui est fixée pour le terme de la gestation ; car, on ne peut s'empêcher de reconnaître, d'une part, l'indulgence de notre législation, qui fait remonter jusqu'au 180ᵉ jour la viabilité du fœtus ; et, de l'autre,

---

deburgiæ, 1755) regarde l'usage abusif que les femmes font des chaufferettes dans tout le nord de l'Europe, comme une des causes qui déterminent le plus de variations dans le terme de la grossesse.

(1) Malad. des femmes, tom. 5, liv. 3, ch. 11.

sa rigueur extrême, en restreignant, dans des limites de quelques jours, la prolongation possible de la grossesse (1).

____

(1) Cette jurisprudence, instituée à Rome par les décemvirs, y fut deux fois réformée ; la première, par un édit du préteur Papirius, au rapport de *Pline*, et la seconde, au rapport d'Aulugelle, par un décret de l'empereur Adrien, rendu sur une consultation des plus célèbres médecins et philosophes de son temps. Justinien, qui vint ensuite, confirma cette jurisprudence ; et elle a prévalu en France jusqu'au milieu du dix-septième siècle, où le parlement de Paris, sur les conclusions de d'Aguesseau, déclara légitimes des enfans nés onze mois après tout moment possible de conception légale. En 1793, sur la plaidoirie de M. Bellart, le mineur Maucuit fut maintenu dans son état d'enfant légitime, quoique né dix mois dix jours après le décès de son père, mort subitement.

Lors de la discussion très-longue qui eut lieu au conseil-d'état, en l'an 10, sur la question des naissances réputées accélérées ou tardives, ce fut un célèbre chimiste qui présenta (le 14 brumaire) le résumé des opinions adoptées dans cette controverse par les auteurs les plus justement accrédités. Il se rangea de l'avis de la commission, qui avait porté à quatre-vingt-six jours le terme le plus long de la gestation, terme qui fut fixé lors des débats à deux cent quatre-vingt-dix-neuf, pour éviter toute discussion, et « uniquement, dit M. Delvincourt, à cause de la faveur due à la légitimité ; « d'où il suit qu'il n'est pas douteux que le conseil-d'état n'ait regardé comme illégitime de plein droit « l'enfant qui naîtrait après cette époque. »

On voit que le conseil-d'état, où les avis, du reste,

M. *Adelon*, dans son excellent *Traité de phy-siologie* (1), s'exprime ainsi sur l'observation de Marianne Bigaud.

« L'ouverture de cette femme n'a été faite
« que sept ans après la superfétation. Et qui
« assure qu'une cloison médiane, qui aurait
« alors partagé en deux l'utérus, et aurait per-
« mis la double grossesse, ne se serait pas dé-
« truite depuis ? Cette supposition est aussi rai-
« sonnable que celle qui nous présente le sperme
« pénétrant jusqu'à l'ovaire malgré la clôture
« des orifices de l'utérus et des trompes. Cepen-
« dant, comme on ne peut affirmer qu'il n'y ait
« pas des grossesses dans lesquelles l'orifice de

---

furent fort partagés, crut user d'une faveur extrême en prolongeant jusqu'à trois cents jours le terme de la gestation.

Portalis, ne se regardant pas comme suffisamment éclairé, pensait que le plus sûr moyen d'échapper aux difficultés était de s'en tenir au droit commun, d'établir la règle *pater is est*, et d'abandonner le reste à la jurisprudence.

Qu'on suppose maintenant le cas d'une grossesse extra-utérine datant de dix mois et demi, par exemple, dans laquelle un fœtus naîtrait viable. D'après l'état actuel de notre législation, sa qualité d'enfant légitime lui serait contestée avec avantage par son père, ou il pourrait être désavoué par les héritiers, s'il était posthume.

(1) Tom. 4, p. 133.

« l'utérus reste ouvert et les trompes accessi-
« bles, peut-être est-il sage de ne pas nier ab-
« solument la possibilité des superfétations. On
« avait voulu regarder ces superfétations comme
« des grossesses doubles, dans lesquelles un
« des fœtus aurait vu se suspendre la série de
« ses développemens pendant tout le temps de
« l'évolution du premier, et ne les aurait repris
« qu'après l'excrétion de celui-ci ; mais ceci est
« trop évidemment hypothétique pour pouvoir
« être admis. »

Comme la réponse aux allégations renfermées dans ce paragraphe est implicitement contenue dans la discussion précédente, je me dispenserai de reproduire les divers argumens par lesquels on peut les réfuter ; seulement j'opposerai à la première supposition de M. *Adelon*,

Que, s'il avait existé une cloison, cette cloison aurait été complète, sans quoi l'utérus rentrait dans les conditions d'un organe simple ;

Que l'existence d'une cloison médiane complète emporte la nécessité de deux orifices externes ;

Qu'on ne peut concevoir la destruction de cette cloison sans sa déchirure préalable ;

Que cette déchirure aurait entraîné probablement des accidens graves ;

Qu'on ne peut supposer que les débris s'en seraient effacés sans laisser de traces, le contraire s'observant en pareil cas, notamment dans l'utérus des *marsupiaux* ;

Que la présence de ces traces et celle des deux orifices auraient été constatées à l'autopsie du cadavre.

Je ferai remarquer, en terminant tout ce qui est relatif aux faits faussement attribués à la superfétation, que l'observation, tant de fois citée, du docteur *Desgranges* de Lyon, ne prouve rien, pas plus que celle de la femme d'Arles (1), puisqu'il n'y a pas eu d'ouverture de cadavre, et qu'il est infiniment probable qu'il y avait une duplicité de l'utérus. Je renvoie à l'article *superfétation* des savantes leçons de médecine légale de M. *Orfila*, pour la réfutation des assertions du professeur *Fodéré*, qui regarde la superfétation comme soumise à des règles qui lui en paraissent inséparables. J'ajouterai seulement, que M. *Fodéré* n'a pas pris garde, en admettant que, dans la superfétation, *le dernier conçu est plus fort et plus vigoureux*, qu'il tombait dans une contradiction manifeste avec lui-même, puisqu'il se range ailleurs de l'avis de *Zacchias*, qui dit formellement le contraire.

L'examen impartial et raisonné de tous ces prétendus faits de superfétation me porte donc

____

(1) Journ. gén. de méd., t. 2, p. 324.

à établir, comme je l'ai déjà énoncé, que tous ces exemples,

1.º Ont rapport à des jumeaux dont l'un, mort plus ou moins long-temps avant son entier développement, ou s'est détaché le premier, ou s'est conservé dans la poche de ses eaux jusqu'à l'expulsion de l'autre;

2.º Ou concernent des jumeaux dont la naissance a été prématurée pour l'un, tandis qu'elle a été tardive pour l'autre.

Rassemblant les propositions les plus importantes que j'ai émises dans le cours de ce mémoire, propositions que je puis regarder comme démontrées, puisqu'elles reposent sur des faits d'anatomie, de physiologie et de pathologie, je vais en offrir un résumé sous la forme des corollaires suivans :

I.

Le vice de conformation qu'on nomme duplicité de l'utérus n'est pas extrêmement rare.

II.

Tout porte à croire que cette anomalie est plus fréquente encore qu'on ne le pense généralement.

III.

Elle consiste dans la présence d'une cloison

complète ou incomplète , qui sépare en deux cavités latérales l'intérieur de l'utérus.

IV.

Elle s'accompagne ou non d'un vice de configuration semblable du vagin.

V.

Les annexes de l'utérus sont toujours dans l'état de simplicité.

VI.

On n'a jamais observé deux matrices proprement dites ou isolées l'une de l'autre.

VII.

S'il existe quelquefois deux orifices à l'utérus, bien que sa cloison soit incomplète , la présence d'une cloison complète entraîne nécessairement l'existence de deux orifices externes.

VIII.

L'utérus peut présenter les conditions d'un organe double , sans s'accompagner d'altérations dans sa forme extérieure.

IX.

Les divers degrés de ces anomalies répondent

à des états normaux de conformation dans l'é-
chelle animale.

X.

La duplicité de l'utérus constitue ce viscère
à un degré inférieur d'organisation.

XI.

Ces anomalies rendent très-vraisemblable l'o-
pinion commune que l'utérus est composé,
dans l'origine, de deux élémens, qui entrent
plus tard, et par soudure, dans une mutuelle
association.

XII.

Elles donnent aussi l'interprétation la plus
raisonnable du phénomène qu'on nomme *su-*
perfétation.

XIII.

La superfétation est l'imprégnation d'un second ovule, après la fécondation d'un premier
germe.

XIV.

Elle peut arriver seulement dans les trois
circonstances suivantes :

(83)

1.° Chez la femme et les animaux doués d'un utérus double ;

2.° Dans le cas de grossesse extra-utérine pré-existante ;

3.° Par le fait d'une nouvelle conception, quand le premier germe fécondé n'occupe pas encore la cavité de la matrice.

XV.

Des cas de grossesse double avec développement inégal des deux embryons, et quelquefois expulsion prématurée de l'un, et sortie tardive de l'autre, ont été confondus par des auteurs recommandables avec la superfétation.

XVI.

La disposition de la matrice bicorne de quelques *mammifères* n'est pas plus favorable à la production de ce phénomène que la conformation normale de l'utérus de la *femme*.

XVII.

Chez certains *rongeurs*, la conformation de l'utérus, qui ne permet pas de communication entre les deux lobes, donne à ces animaux une aptitude fort grande à la superfétation.

XVIII.

Si ce phénomène se rencontre très-rarement chez ces *rongeurs*, c'est que ,

1.° Après le temps du rut , les femelles ne reçoivent plus le mâle ;

2.° Chaque lobe utérin se trouve occupé , après un ou plusieurs accouplemens rapprochés , par un ovule au moins.

FIN.

EXPLICATION DE LA PLANCHE.

FIGURE 1.

L'utérus et le vagin doubles, de grandeur naturelle, vus par leur face antérieure.

- A. Corps de la matrice gauche.
- B. Cavité du corps de la matrice droite.
- C. Cavité du col de la matrice droite.
- D. Double vagin.
- E. Cloison des vagins.
- F. Cordon sus-pubien gauche.
- G. Cordon sus-pubien droit.
- HH. Trompes de *Fallope*.
- II. Ovaires, surmontés chacun d'un kyste.
- KK. Tumeurs enkystées.
- L. Péritoine simulant un ligament suspenseur.

FIGURE 2.

Représente la vulve.

Les grandes lèvres, maintenues écartées, laissent voir l'entrée du vagin, au fond de laquelle on aperçoit la cloison et les orifices des deux vagins.

Voir le texte, p. 23.

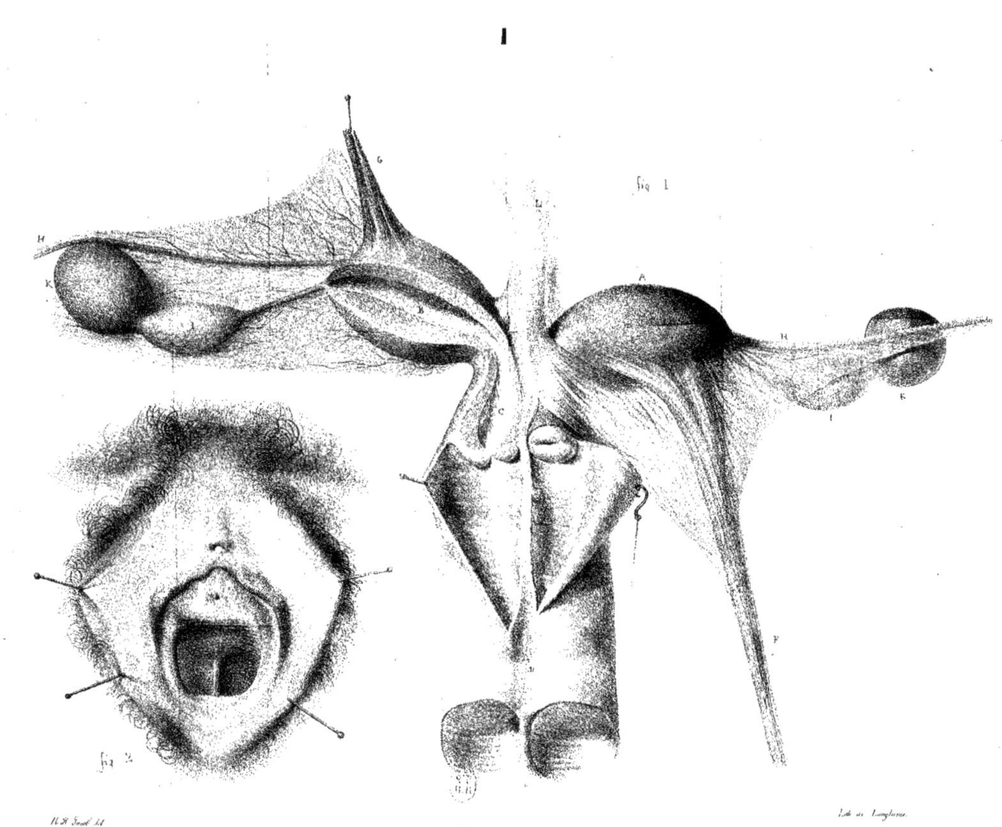

fig 1
fig 2

www.ingramcontent.com/pod-product-compliance
Ingram Content Group UK Ltd.
Pitfield, Milton Keynes, MK11 3LW, UK
UKHW021747090726
13657UKWH00002B/981